BRAIN MAPPING

ブレイン・マッピング

最新科学が導く
正しい脳の使い方

増田勝利 著

徳間書店

はじめに

いまのあなたは、10年前のあなたと比べて、どのように成長しましたか？
10年後のあなたは、いまのあなたと比べて、どれくらい成長していますか？

多くの人が勘違いしていることに、「時間経過と成長は関係している」というものがあります。子どものころにはできなかったことも、大人になればできるようになる。20代ではわからなかったことが、40代になると明快になる。高齢になれば知恵が集積する。これらはすべて幻想です。ウインタースポーツをやらない私は、いまも子どものころと同じで、スキーの滑《すべ》り方がわかりません。
スポーツ、料理、英会話など、スキルが必要なものは具体的な訓練や学習がなければ、技術や知識が脳に入力されることは「絶対」にないのです。ルーティンを繰り返しているだけでは、脳は変化しません。スポーツ、料理、英会話などは技術的な輪郭がはっきりしているので、スクールに通うことで技術や知識を習得できると、容易に想像できます。ところが、「幸せな人生」を送るスキルとなると漠然としていて、何か大きな手がかりが隠されているように思えてきます。

この本は、「自分らしく生きるとは自分らしく脳を活動させること」という真実を起点として、幸福感を得るには、脳がどのように感じ、考え、行動したらよいかの論を展開していきます。

幸福感は、脳の「産物」です。具体的には、セロトニン、オキシトシン、ドーパミンなどの脳内物質が分泌されることにより、私たちは幸せを感じます。そして、それらの物質は、ポジティブな思考をすることによって分泌が活発になります。つまり、思考法をちょっと変えるだけで、いまよりも幸せになれるのです。

希望のあるところに、幸せはあります。幸せは希望と一体になっており、また、希望と意思は「イコール」です。

希望のない人は意志が弱い人です。意志が弱い人は、外部要因を意思と関係させてしまいます。あの人が協力してくれないから失敗した。いまはこんな状況だから続けることができない。——意志が強ければうまくいくのに、意志が弱いことの言い訳ばかりを探している。これでは自分の人生とはいえません。

あなたの人生は、他のだれでもない、あなただけのものです。外的要因から解き放たれて、のびのびと幸せを求めましょう。幸せは希望と一体になっており、希望は意思と等しいのですから、意志あるところに幸せはあります。

生まれてから一度も幸せを実感したことがないという人は、仮にいたとしても、ごく稀《まれ》でしょう。幸福は、だれもが「自分に関わりのあること」として認識できる、身近な概念であり存在です。

そうであるにもかかわらず、いや、だからこそ、幸福は人類にとって永遠のテーマであり続けます。古代ギリシャのソクラテスやアリストテレスをはじめとして、古今東西の哲学者、思想家、宗教家、文学者、政治家などが幸福について論考し、言葉を残してきました。

幸せとは何かを、万人が納得する形で定義することはむずかしいと思われます。なぜなら、幸せとは「個人」の「脳内」に存在するものだからです。

繰り返しますが、幸福感は脳の産物です。意志の力で脳を働かせること、脳を使うことによって、幸せは感じることができます。

この本では「幸せを感じる」ための「脳の使い方」を数多く説いています。そして、それらのベースにあるのは「脳科学」と「心理学」の知見です。

脳科学や心理学が顔を覗《のぞ》かせるビジネス書は数多くありますが、それらは往々にして、著者の持論に脳科学や心理学の断片を、都合よく貼りつけるというつくりです。

しかし、本書は、基盤として「証明された脳科学や心理学の理論・知見」があり、それをどう応用したら「幸せな人生」に結びつけられるかを、大学教授や第一線の研究者の協力と監修を得て書いています。

全6章の構成は次の通りです。

第1章「脳を知ると生き方が見えてくる」では、脳そのものに対する最新の知見を紹介し、カウンセリングの基盤が脳科学と心理学である理由を説明します。

脳を機能解剖学的に見た場合、個人による差はほとんどありません。すなわち、だれもが等しく、高いポテンシャルを秘めています。世間でいわれる「地頭がいい」という考え方に、脳科学や心理学の裏づけはなく、「地頭がいい」と評価される人は、対象となる情報処理に慣れていることで、作業が的確だったり、作業効率が高かったりするケースが多いのです。無論、それはそれで素晴らしいことですが、慣れていないことで仕事がうまくできなくても、自信をなくす必要はまったくありません。

同じように「右脳・左脳」「男性脳と女性脳」「脳は10％しか使われていない」という説も科学的エビデンスはないのです。誤った知識で自分の可能性を閉ざしたり、他者の将来に影響を及ぼしたりすることがあってはならないと考えています。

第2章「ワニ・ウマ・サル・ヒトの脳の幸せ」は、幸福感には4つの階層があるということを軸にして、論が展開します。幸せには、食べることや子孫を残すことで得られる「ワニの脳の幸せ」、群れることで安心できる「ウマの脳の幸せ」、社会性がもたらす「サルの脳の幸せ」、未来を展望する「ヒトの脳の幸せ」があり、それぞれの幸せを感じる脳の部位があることを知ると、不安、ストレス、疲れなどにうまく対処することができるようになります。

感謝の心が大切ということも、第2章の重要なテーマです。つらいときやシンドイときほど、周囲の人に感謝することで、心は楽になります。ありがちな精神論に聞こえるかも知れませんが、心理学の裏づけがあります。

歴史に名を残す人物が感謝について語った言葉は、含蓄《がんちく》に富《と》んでいます。科学的に見ても正しい思考と行動を積み重ねたからこそ、偉業を達成したのでしょう。

第3章「幸せを呼び寄せる11の方法」では、日常生活で幸福感を得る方法を探ります。幸福感には主に3種類の脳内物質、「セロトニン」「オキシトシン」「ドーパミン」が関与しているため、それらの分泌を増やすことが幸福感を得るための直接的なアプローチとなります。とくに日本人はセロトニンが不足しがちなので、セロトニンが増える生活習慣を実践することは非常に効果的です。

幸福感に関与する脳内物質は、睡眠、食事、運動、家事、趣味、家族や友人とのコミュニケーションなどを工夫することで、しっかりと増やすことができます。ここでは、暮らしに取り入れやすい11の方法を紹介します。

バラエティに富んでいますから、だれでも無理なく、楽しく習慣化することができるでしょう。大切なのは、幸せを感じるための取り組みを継続することなのです。

第4章「幸せ獲得の戦術レベルを上げる」では、「ノンジャッジング」「リフレーミング」「利他的行動」「メタ認知」といった心理学のメソッドを使って、ネガティブ思考に打ち勝ち、幸福感を得る方法を考察します。

第3章の「幸せを呼び寄せる11の方法」がトレーニングとするなら、第4章は試合に臨《のぞ》む段階です。競技スポーツは試合に勝つことによって楽しさや喜びが大きくなります。そのために重要なのが戦術、すなわち心理学のメソッドなのです。

海外の論文も参考にして、この本のなかでは比較的、理詰めで論が展開する第4章ですが、最後には理屈抜きで単純明快な、ネガティブ思考をポジティブ思考に一瞬にして変える切り札を用意しました。

第5章「脳科学・心理学を応用してビジネス効率を高める」は、脳科学や心理学の知見をビジネスに活かす方法を探ります。

新しい商品やサービスの浸透を速める、認知度を高めることを目的として使われる「チャンキング」、ビジネスコミュニケーションの質的向上が図れる「意味的処理」、顧客の購買意欲を刺激する「情報の物語化」、優れたリーダーに共通する「利他的行動」など、いずれも実践することで、ビジネスの効率化、高収益化につながることが期待できます。

第5章では「組織論」にも触れます。会社組織では役割分担や立場の違いははっきりしていても、全員が1つの目的を共有することが重要です。そのために何より大事なのは、全員が幸せに働ける企業風土をつくりあげることです。

第6章「脳の働かせ方で人生の質が決まる」では、子育て、学習、近所づきあい、家族のコミュニケーション、職業選択など、人生のさまざまなシーンに脳科学や心理学を応用する方法を紹介します。

いまの考え方で正しいのだろうか。いまのやり方がベストなのだろうか。そう思考する習慣をつけることが大切で、そのときに拠りどころとなるのが、脳科学や心理学の知見です。

生きるということは、脳が活動することを意味します。脳がのびのびと活動する人生は幸せな人生です。

読者の皆さんにとって、この本が役立つものとなり、日々の幸せが多くなれば、これほど喜ばしいことはありません。

Contents

第4章 幸せ獲得の戦術レベルを上げる

Introduction　脳科学を学ぶ前に～脳の構造を知る

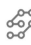

知性の指標「脳化指数（ＥＱ）」とは？

ヒトの脳は、頭蓋骨《ずがいこつ》のなかの大部分を占め、頭蓋内を絶えず循環している無色透明な脳脊髄液《のうせきずいえき》に浸《つ》かっています。成人の脳の重さはおよそ１２００〜１５００ｇです。体重と脳の重さに相関関係はありません。

アメリカの進化学者、ハリー・ジェリソンは１９７３年、**動物の知性の指標として脳化指数（ＥＱ）を見出しました**。現在、脳化指数の算出法は複数ありますが、ジェリソンが用いたのは、ネコをＥＱ１として、それぞれの動物の「脳の重量」と「体重」の関係を指数化したものです。

ＥＱは、ウシが０・５、ライオンが０・６、ウマが０・９、イヌが１・２、アフリカゾウが１・３など、多くの動物が１前後です。哺乳類以外の動物のＥＱは低い傾向にありますが、１・25のカラスのように、ＥＱの高い鳥類もいます。

ＥＱが２以上と高いのは、２・２—２・５のチンパンジー、２・４—４・８のオマキザル、５・３のバンドウイルカなどで、わけてもヒトは７・４—７・８と、際立っ

主な動物の脳化指数

動物	脳重量（g）	脳化指数（EQ）
ヒト	1200 ～ 1500	7.4－7.8
バンドウイルカ	1350	5.3
オマキザル	26 ～ 80	2.4－4.8
チンパンジー	330 ～ 430	2.2－2.5
アカゲザル	88	2.1
テナガザル	88 ～ 105	1.9－2.7
クジラ	2600 ～ 9000	1.8
キツネ	53	1.6
ゴリラ	530 ～ 570	1.5－1.8
アフリカゾウ	4200	1.3
セイウチ	1130	1.2
ラクダ	762	1.2
イヌ	64	1.2
リス	7	1.1
ネコ	25	1.0
ウマ	510	0.9
ヒツジ	140	0.8
ライオン	260	0.6
ウシ	490	0.5
マウス	0.3	0.5
ウサギ	11	0.4
ラット	2	0.4
ハリネズミ	3.3	0.3
フクロネズミ	7.6	0.2

参考：『チンパンジーはなぜヒトにならなかったのか』（ジョン・コーエン、講談社）

て高くなっています。

ヒトの脳が大きいのは、**大脳**が発達し、感覚刺激を知覚する「感覚野」や、運動をコントロールする「運動野」といった**新皮質**が、大脳の90％以上を占めるようになったからです。

脳の構造① 大脳

脳の全重量の3分の2ほどを占める、脳の最も大きな部分です。頭蓋骨直下に位置し、考える、感じる、記憶するなど、幅広い機能を担っています。

大脳は表層の「大脳皮質」、その内側の「大脳髄質」、大脳の中心部で間脳を囲んでいる「大脳基底核」に分けられます。

□大脳皮質

大脳の最も表側にある厚さ2～4㎜の層で、神経細胞（ニューロン）が密集しています。大脳皮質がしわしわなのは、大量の神経細胞を頭蓋内の限られた空間に収める

脳の構造

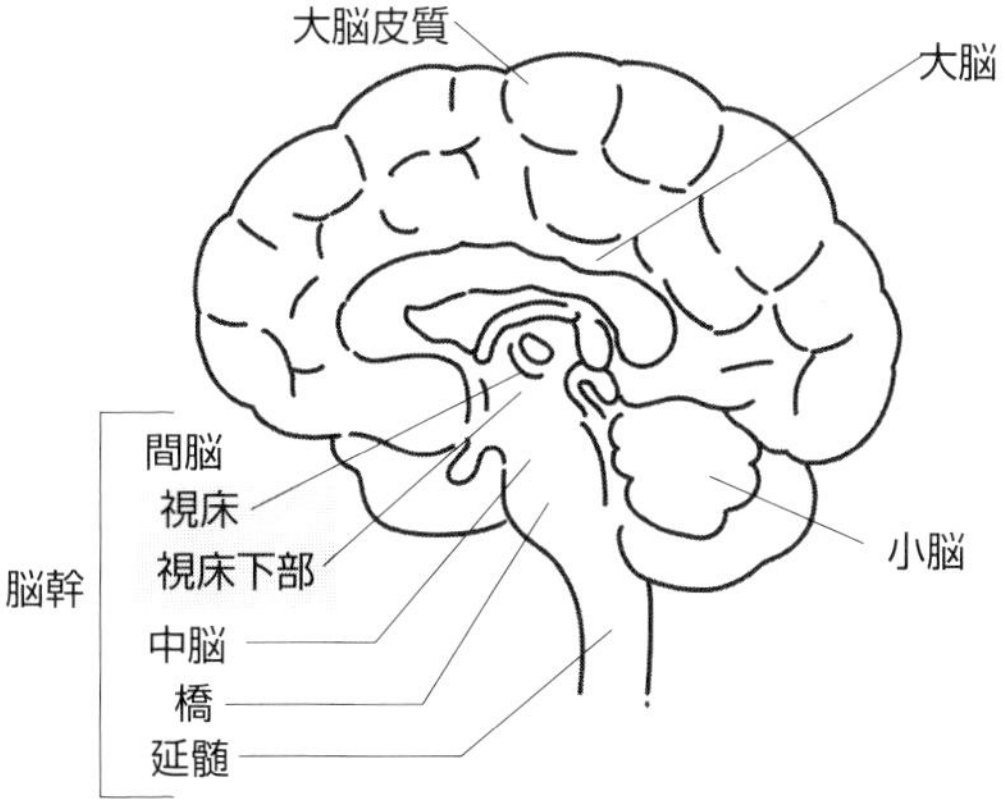

ためです。

しわの溝の部分を「**脳溝**」といい、大脳は主要な脳溝によって、額側の「**前頭葉**」、頭頂部側の「**頭頂葉**」、後ろ側の「**後頭葉**」、側面の「**側頭葉**」に分けられます。解剖学における「葉」とは、動物の器官において、溝や裂など、肉眼ではっきりと確認できる境界によって区画された領域のことです。

前頭葉は、大脳皮質全体の3分の1を占め、随意運動（自らの意思による運動）、思考、情操など、幅広い機能を司っています。

頭頂葉の重要な役割は、感覚情報の統合です。たとえば、見ている景色や聞こえる音、足の裏からの感覚などを統合し、空間内における自分の位置や体の傾きなどを把握します。

視覚情報を受け取る一次視覚野がある後頭葉は、視覚認知の中枢です。

側頭葉の主な機能は、聴覚認知、視覚的記憶、言語的記憶などです。

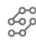

脳の構造② 脳幹

脳幹は大脳の下にあり、**「延髄」「橋」「中脳」「間脳」**で構成されます。脳幹は、自律神経をコントロールして、心拍、血管運動、呼吸など、生命活動の根源にかかわっています。第2章で述べる「ワニの脳の幸せ」を感じるのは脳幹です。

□延髄

延髄には呼吸を司る呼吸中枢があり、生命維持に欠かせません。咳、くしゃみ、血管運動、咀嚼《そしゃく》、唾液分泌、嚥下《えんか》、嘔吐《おうと》ほか、呼吸器系、循環器系、消化器系など、幅広い機能にかかわっています。

□**橋**

上下を中脳と延髄に挟まれた部位です。顔の感覚を脳に伝える「三叉神経《さんさしんけい》」、眼球を動かす「外転神経」、顔の表情をつくる筋肉をコントロールする「顔面神経」など、多くの脳神経核が集まっています。

□**中脳**

間脳と橋に挟まれた小さな部位です。視覚や聴覚による反射（刺激に対して起きる不随意の筋収縮）に関係します。

□**間脳**

間脳は中脳の上にあり、2つの大脳半球（大脳の左半分と右半分）に挟まれています。間脳には、**視床**、**視床下部**、**松果体**、**脳下垂体**といった部位があります。

視床には、視覚、聴覚、皮膚感覚、内臓感覚など、臭覚を除くさまざまな感覚情報が集まり、それらは大脳へ伝えられます。感覚情報の中継地点といえるでしょう。

視床の下にある視床下部は、自律神経の調節や内分泌を司ります。重量は10g程度ですが、体温調整、血圧、睡眠など、生命活動に不可欠な部位です。

脳の構造③　小脳

大脳の下、脳幹の後ろに張り出すカリフラワー状の部位です。小脳は、眼球、手足の動き、姿勢などをコントロールします。「右足と左足を交互に前に出す」というように意識しなくても歩くことができるのは、小脳の働きによるものです。

脳の構造④　その他の部位

□前部帯状回

前部帯状回は、大脳辺縁系（大脳の奥深くにあり、生命維持、本能行動、情動行動に関与する組織の総称）に存在し、発声において重要な役割を担います。「ウマの脳の幸せ」（第2章／以下同）を感じる主要な部位です。

脳の区分

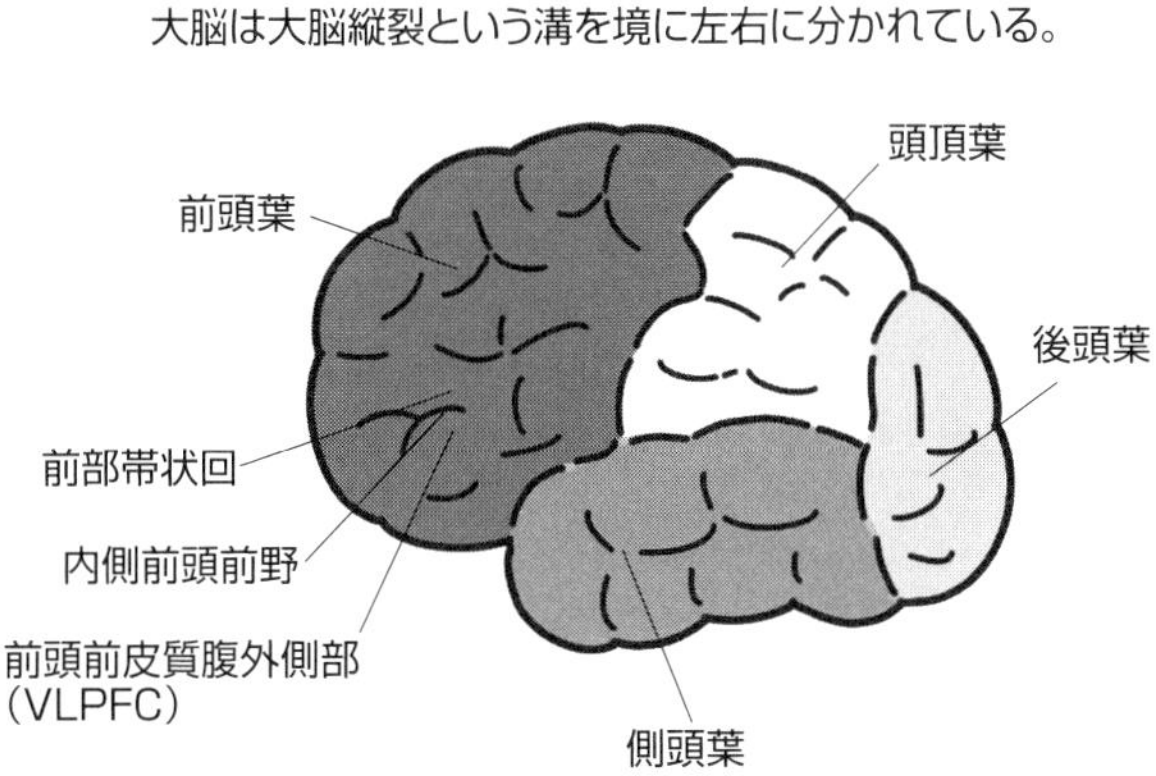

大脳は大脳縦裂という溝を境に左右に分かれている。

□内側前頭前野

前頭前野は、前頭葉前側の領域で、複雑な認知行動、社会的行動、人格の発現などに関与しています。

「サルの脳の幸せ」は、主に内側前頭前野で感じます。

□前頭前皮質腹外側部（VLPFC）

前頭前野は「前頭前皮質」とも呼びます。前頭前皮質腹外側部（VLPFC）は、目標に向けて計画的な行動をとる際に重要な働きをすると考えられています。

「ヒトの脳の幸せ」を感じる部位の代表格です。

神経細胞（ニューロン）とグリア細胞

脳はほとんどが**神経細胞（ニューロン）**と**グリア細胞**でつくられています。神経細胞は、本体である「細胞体」から突起を伸ばして別の神経細胞とつながり、電気信号を伝えて情報処理や情報の伝達を行っています。

グリア細胞は、神経細胞の間を埋めるように存在しています。19世紀に発見されたグリア細胞は、物理的に神経細胞を支えるだけの細胞と考えられていましたが、近年は研究が進み、神経細胞に栄養を供給したり、イオン濃度を整えたり、役割の終わった神経細胞を処理したりすることがわかってきました。神経細胞にとって、グリア細胞は必要不可欠なパートナーなのです。

グリア細胞の1種であるアストロサイトは、睡眠覚醒サイクルをコントロールしているとする研究報告もあります。グリア細胞の数は神経細胞の10倍にのぼるとされますが、まだまだ研究途上の分野です。アストロサイトの糖代謝異常はアルツハイマー病を引き起こすという説もあり、グリア細胞の研究が進むことが期待されます。

第1章

脳を知ると生き方が見えてくる

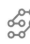

カウンセリングの基盤は脳科学と心理学

いま、私は原稿を書いています。私が考えていることを読者の皆さんにお伝えするためには、どのように表現するのが的確かを考え、センテンスが決まればキーボードを打ち、正しく打てているかを確認するためにモニターの文字列を目で追います。

これらの一連の行為には、もちろん脳が関わっています。

原稿を書いていると友人から電話が入り、5時間後に外出することとなりました。現在は雨が降っているのですが、外出するころにはやんでいるでしょうか。脳は未来のことが気になり、天気予報サイトを見てみます。第2章で詳しく述べますが、脳が未来の予測、言い換えるなら「展望」を手に入れたことは、人間の脳を人間の脳たらしめる極めて重要なことです。

どうやら5時間後には雨も上がっていそうです。でも、道路には水溜まりができているかもしれません。一定の歩幅で歩いている私は水溜まりを発見すると、どのくらいの力を脚や腰の筋肉に働かせれば水溜まりを越えられるかを瞬時に計算し、最適な力で筋肉を収縮させます。

このように**私たちの日常とは、脳の瞬時な計算の連続**です。

1日が終わり、私は眠りにつきます。急速な眼球運動があるレム睡眠の間は、鮮明な夢を見るなど、脳が活動しています。また、レム睡眠時は大脳皮質の毛細血管への血流が増加するため、活発な物質交換が行われ、脳がリフレッシュすると考えられています。一方、眼球の動かないノンレム睡眠は、眠りが深い状態です。しかし、脳は休んでいません。脳の視床下部は、血圧、体温、呼吸などを司る自律神経を24時間体制でコントロールしています。

昼も夜も、肉体を動かしているときも休息しているときも、脳は働き続けています。つまり、人間の生命活動とは脳の活動とほとんど同義であり、生きるということは脳を活動させることなのです。

表現を飛躍させるなら、自分らしく生きるとは自分らしく脳を活動させることであり、人生を謳歌《おうか》するとは脳をフルに活動させて生きるということになります。少なくとも、脳について正しい知識を得ることは、生きていくうえでプラスになることは疑いようもありません。

私は約25年間で累計3万人のカウンセリングを行い、そこから派生して多くの企業コンサルティングやコーチング、インストラクションなどを行ってきました。スタートしてからブラッシュアップを繰り返し、現在のカウンセリングスキルを身につけたのですが、10年ほど前からは一貫して脳科学ならびに心理学を基盤にしています。脳科学が「脳が生み出す機能について研究する学問」であるのに対し、心理学は「科学的に心を理解する学問」という違いはありますが、心理学の研究領域は、行動、認知、感情などで、いずれも脳の働きの産物です。

私は法人や公的機関、個人の社会人などに向けて、脳科学と心理学を軸にした企業研修、教育コンテンツ、教育プログラムを開発・提供しており、そこでは現役の大学教授や研究者に監修や共同開発のご協力をいただいています。そのなかのおひとりである嶋田総太郎明治大学理工学部教授は、認知科学、脳科学、脳機能イメージング、人工知能の専門家として、次のように述べます。

「**自分を知るということは、より良い人生を目指すうえでのスタートだといえます。そして、自分を知る手立てとして、脳を知るというアプローチは極めて有効です。自分を知るというのは、脳を知ることであるといえます**」

私のカウンセリングは、「脳」からアプローチします。それは、生きるということは脳を活動させることであり、脳科学や心理学を通して自分や自分のまわりの物事を捉えると、さまざまな問題が解決できるとの考えに至ったからです。

自分に自信を持てるようになりたい
人間関係の悩みを解決したい
2年続けて不合格だった資格試験に今年は合格する
売上目標を達成したい
いつの日か夢を実現してみせる
ポジティブ思考を身につけたい

だれもが、それぞれの夢や理想、目標を持っています。そして、夢や理想が大きく、目標が高ければ、途中で疲れてしまったり、挫折《ざせつ》してしまったりすることがあるのです。しかし、夢や理想、目標を設定するのは脳であり、疲れを感じるのも、あきらめて挫折するのも脳です。

脳の使い方を変えると疲れや挫折がなくなり、夢や理想、目標に近づくことができます。脳はすばらしいポテンシャルを秘めています。それはあなたが想像するよりも遥かにスケールの大きなポテンシャルです。

脳に個人差はない

脳がすばらしいポテンシャルを秘めていることの証左。それは、脳を機能解剖学的に見た場合、個人による差がほとんどないということです。

ヒトの遺伝子情報の1セットを「ヒトゲノム」といい、ヒトゲノムの塩基配列（DNAやRNAなどを構成している物質の結合の順番）の個人差は0・1％程度です。脳の個人差をヒトゲノムの塩基配列のように厳密に調べることは現在はできませんが、遺伝子と同様、脳はヒトの存在の根源に関わるものであることから、個人差が極めて小さいことは想像できます。脳に差があるのなら、それはもはや別の種ということになるのです。

ちなみに、ヒトの遺伝子とチンパンジーの遺伝子は、97％同じです。種が違っても遺伝子の違いはわずか3％であり、このことからもヒトという同じ種における脳の違いはほとんどないと推測できるでしょう。

もちろん、頭蓋骨の大きさや形に個人差はあります。しかし、脳の構造や機能に個人差はほとんどありません。

増尾好則元東邦大学理学部教授は、国際脳研究機構、米国神経科学会、ニューヨーク科学アカデミー、日本神経科学学会などに所属する第一線の研究者ですが、専門的な内容をわかりやすく語ってくださるため、教育プログラムの開発などのブレーンになっていただいています。増尾元教授はいいます。

「アインシュタインの脳は約1200gだったといわれています。成人の脳はだいたい1200〜1500gですから、小さめですね。大きい脳が優れているわけではないのです。脳の形にも若干の個人差はありますが、脳の解剖アトラス（図譜）をもとに、前方に何㎜、横何㎜、深さ何㎜と照らし合わせると、ほぼ同じ部位になります。ただし、脳の大きさがほぼ一定なのは、すべての動物について当てはまることではありません。哺乳類と鳥類については、同じ動物種であれば脳の大きさにほとんど差はないのですが、魚類や爬虫類といった進化的に古い動物の場合は、体の大きさによっ

神経細胞とシナプス

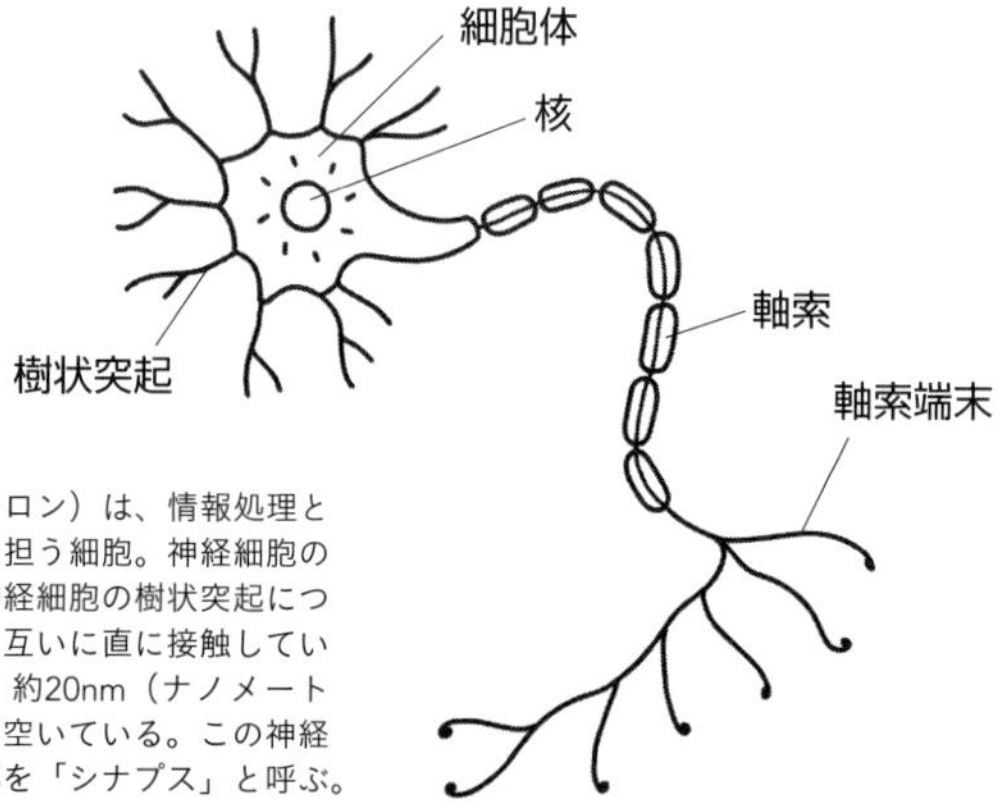

神経細胞（ニューロン）は、情報処理と情報伝達の役割を担う細胞。神経細胞の軸索端末は他の神経細胞の樹状突起につながっているが、互いに直に接触しているわけではなく、約20nm（ナノメートル）ほどの隙間が空いている。この神経細胞同士の接合部を「シナプス」と呼ぶ。

て脳重量のばらつきが大きいことがわかっています」

あなたの脳も、あなたが尊敬する人の脳も、あなたをマウントしてくる上司の脳も、同じなのです。そして、打破したい現状をブレークスルーする力も、大いなる夢を現実のものとする力も、この「脳は同じ」という厳然たる事実があるからこそ、手にできるのです。

脳に個人差はほとんどないということを知り、私は、脳とは量産されるパーソナルコンピュータに近いのではないかと感じました。約２０００億個の神経細胞が、数百兆個のシナプスによってつなが

脳はパソコンと同じ

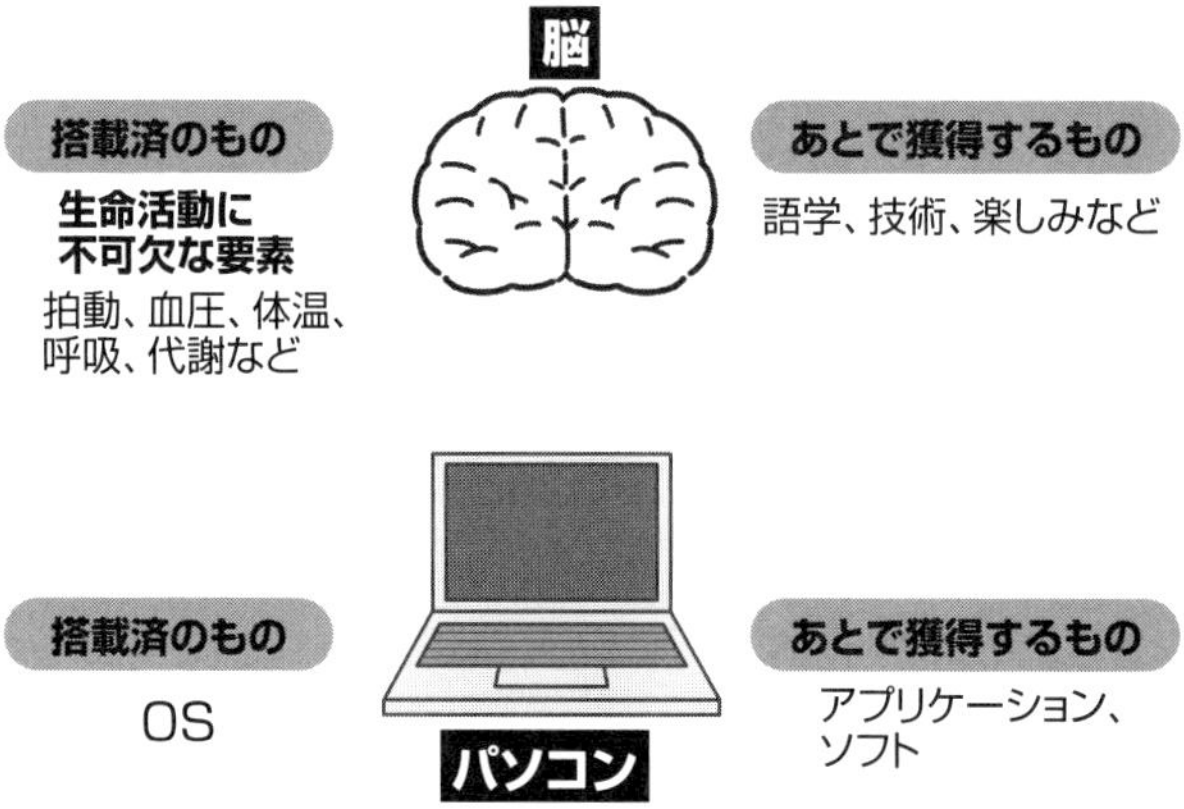

っているとされるヒトの脳を考えるとき、スーパーコンピュータではなく、パソコンを連想したのは、そこに均一性があるからです。

人間は生まれてくるときに、だれもが同じビット数のパソコン＝脳を与えられています。ただし、家電量販店で買うパソコンのように、あらかじめさまざまなアプリケーションがインストールされているわけではありません。拍動、血圧、体温、呼吸、代謝など、生命活動に不可欠な要素に関わるＯＳは搭載されていますが、テキストエディタ、表計算、Ｗｅｂブラウザ、メール、ゲームなどのアプリケーションは、生まれてから成長していく過程で身につける必要があります。すなわち、言語を使う、他者とコミュニケートする、楽しみを見つけるなど、人間が他の生物とは一線を画す能力、他の生物よりも高度な営《いとな》みは、学習によって獲得するものなのです。

ともあれ、持っているパソコンは同じです。性能に違いはありません。

情報処理能力は慣れで決まる

頭のいい人。世のなかで一般的に使われている表現ですが、脳に性能の違いはないこととは矛盾《むじゅん》します。

教育プログラムの開発などをするときに、心理学者としてご協力をお願いしている神奈川大学人間科学部の杉山崇教授は、キャリアコンサルティング技能士でもあります。そのために企業の人事のサポートをすることがあるのですが、人事担当者の脳についての誤った認識が人事に悪影響を及ぼす可能性があると危惧《きぐ》しています。

「企業の人事の方は〝地頭がいい〟という表現をよく用いますが、地頭という考え方は脳科学的にも心理学的にもかなり怪しげです。情報処理能力は慣れが大きいのです。

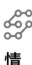

たとえば、平均的な日本の教育環境で育つと英語の習得はなかなかむずかしいけれど、アメリカでは幼児が英語で泣いて、英語で自己主張します。慣れていない会社の業務で手間取ったとして、それをもとに地頭が良くないと決めつけ、人事に反映させたら、個人が不利益を被《こうむ》るだけでなく、企業の損失になることもあります」

装置としての脳は同質です。しかし、脳の働き方、働かせ方には個人差が大きいと考えるのが、残念ながら一般的です。杉山教授はその理由について仮説を立てます。

「全員がほぼ同じ脳を持っている社会のなかで、個人差が強調されているのではないでしょうか。社会は人間に差をつけるシステムであり、わずかな個人差を強調するのだと思います。自分の存在を相対的に捉える人間というものが社会を形成し、その社会での相互作用が個人差の強調につながっていると考えるのが自然です」

現状は、地頭なるものの存在を信じる人が多く、おかしな人事やマウンティング、果ては差別が行われています。しかし、脳に個人差はないという真実を知ることにより、私たちは強さを手に入れることができます。慣れていない仕事がうまくできないのは当たり前のことであって、自信をなくす必要はまったくないし、うまくできない理由がわかることで対策も立てられるからです。そう考えると、昔からある慣用句が有効であることに気づきます。そう、「習うより慣れろ」です。

重要なのは科学的エビデンス

脳科学をカウンセリングの基盤としている私には、厳守していることがあります。それは科学的なエビデンス、裏づけがあるものだけを、カウンセリングに応用するということです。脳科学は、

だれにとっても関係がある（だれもが脳を持っている）

解明されていないことが多い

自分の体の一部でありながら脳には神秘性がある

などの理由によって、多くの人が興味をひかれる学問です。しかし、そのことが脳科学の安易な消費につながり、脳科学に対する誤解や曲解を生むことになっています。

脳科学の知見は次々に更新されています。しかし、私たちの目に触れる脳科学の情報はなかなか上書きされません。インターネットの功罪ですが、ネットには最新の知見が載る一方で、旧態依然とした説も大量に流され続けています。科学的に否定され

た説が、科学の装いをまとって流布され、そのサイトを見た人には真実として定着します。そうした誤った情報のなかには、タチの悪いデマ同然のものもあります。

仮に私が、エビデンスのない説や非科学的な情報を用いてカウンセリングを行ったらどうなるでしょうか。効果がないどころか、クライアントが抱えている問題がより大きくなってしまうこともあるでしょう。

そこで私は、嶋田教授、増尾元教授、杉山教授のような第一線の研究者たちと連携し、正確な情報、最新の知見だけをカウンセリングに応用するようにしています。直接お話を聞くのですから、知見の更新漏れが起こる心配はありません。また、私が研究者に提示した疑問や仮説が発展し、研究領域が拡大することもあります。このようにして私はカウンセリングを日々ブラッシュアップしています。

もちろん、インターネットで情報を得ることもありますが、参考にするのは信頼するに足る大学の研究室の論文などです。科学的エビデンスのある情報と、真偽不明の情報を完全に別のものとして扱うことは、カウンセリングに限らず、あらゆる物事に対する姿勢として、重要なのではないかという思いもあります。

右脳人間、左脳人間はいるのか

脳科学に関連する情報のなかで、誤解や曲解の多いものをいくつか挙げましょう。

まず、右脳・左脳の問題です。

知覚、運動、統合などの中枢である大脳は左右非対称であり、言語機能は左脳が優位で、空間認知機能は右脳が優位とされています。たしかに、通常、右利きの人は大脳の左半球に言語中枢があり、言語認識や記憶を司っていますが、右脳と左脳は対立しているわけではなく、連携しています。左脳が「オレ様が論理的に思考しているのだから、オマエは引っ込んでいろ！」などと、右脳をやり込めているわけではありません。だれでも右脳が働けば左脳も働いています。

ところが、物事を二極化、単純化してわかりやすくする（受容しやすくする）ために、雑誌や書籍などでは面白おかしく「左脳人間」「右脳人間」というようなレッテル貼りをします。そうした情報を鵜呑みにすると、「私は右脳人間だから事務作業が苦手だ」というような誤った認識をもたらし、本人の可能性の芽を摘み取ってしまう

右脳と左脳

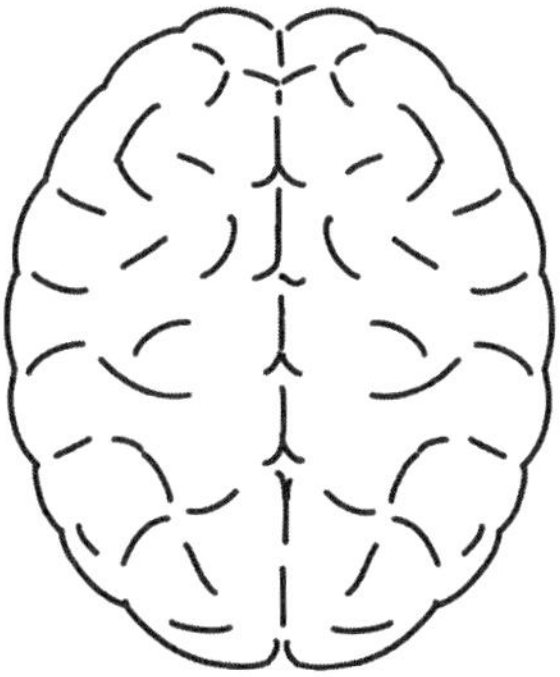
左脳
言語の脳
声や音の理解。
言語を発したり、
計算や論理的
思考を司る。
右脳
感性の脳
モノや空間の認識、
直感、ひらめき、
イメージなどを司る。

ことにもなりかねません。

前述したように、情報処理能力は慣れによって向上します。事務作業の経験を積むことで、感情表現が豊かで自分が右脳人間だと思い込んでいた人が、緻密でミスの少ない事務作業の達人になることもあるのです。

男性脳、女性脳の考え方も、誤解や曲解を招きがちです。

増尾元教授がいいます。

「ノルアドレナリンは危険を察知したときに分泌されるホルモンで、人間が生存するうえで不可欠な物質です。脳幹にノルアドレナリン神経の細胞体が集中しているところがありますが、男性と女性で

視床下部とホルモン

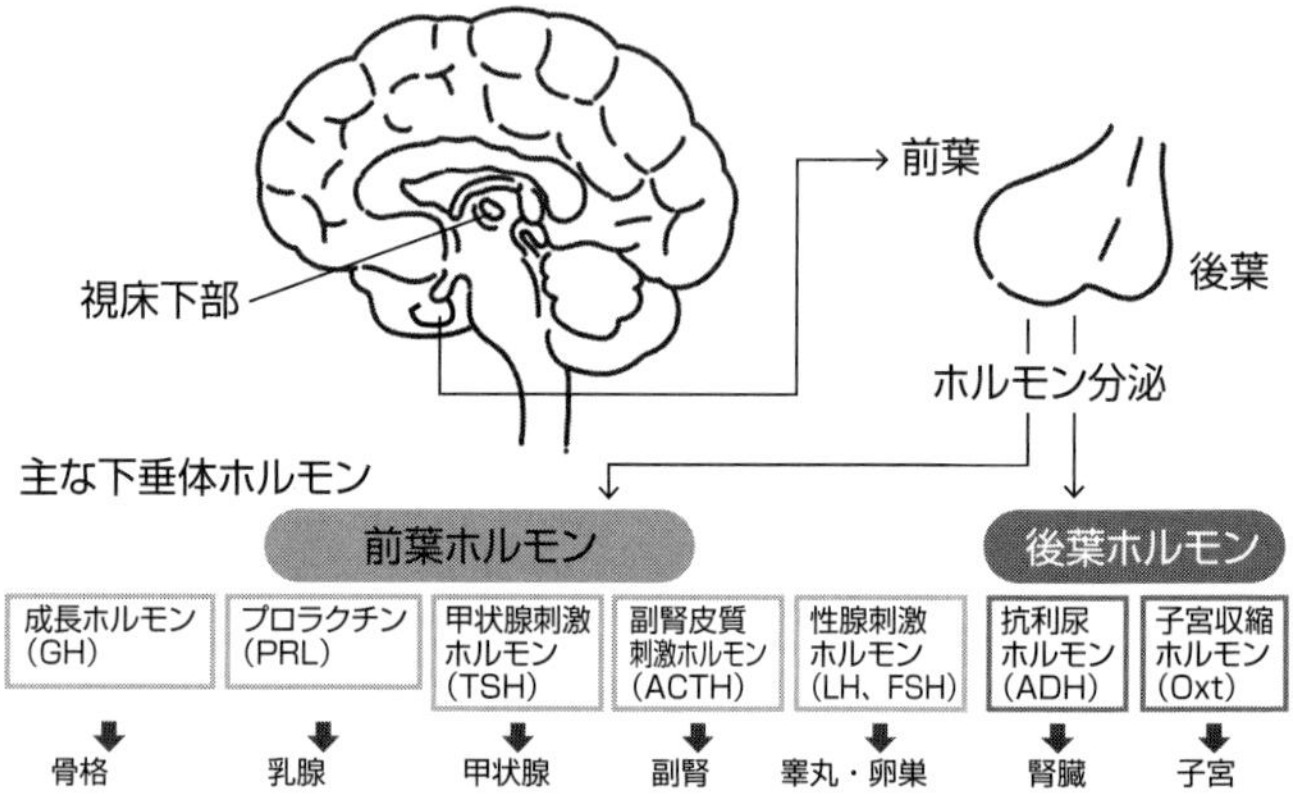

はその大きさが違います。危険への対処法に男女の違いがあっても不思議はないでしょう。環境ホルモンの研究をしたことでわかったことがあります。視床下部でホルモンをつくり、下垂体に放出する内分泌に環境ホルモンは影響し、そこには女性ホルモンの増減が絡んでいます。このことは、男性と女性では脳の機能にある程度の違いがあるということの根拠になります」

男性の脳と女性の脳には違いがあるのです。しかし、それを「男性脳」「女性脳」と単純化し、知的活動に当てはめるのは誤りです。

大脳皮質を使って理知的なことをする

際、男性と女性の脳の働きに大きな違いはありません。男性ホルモンや女性ホルモンが関わっているのは、視床下部や脳幹などの進化的に古い部分、生命現象の根源に関わっているところです。男性らしい行動や女性らしい発言というものがあるとするなら、男性ホルモンや女性ホルモンが影響する部分の脳の働き、あるいは社会的要因によるものでしょう。

高次な活動において、脳の働きに男女の違いはないのです。企業の人事などで、男性脳、女性脳という二分化を用いているのなら、その人事は入口のところから間違っていることになります。ジェンダー問題の一部は、こうした脳の働きの性差に対する誤解に起因しているのでしょう。

自分が「男性だから」「女性だから」という理由であきらめていることがあれば、立ち止まって冷静に考えてみましょう。高次な活動を司る脳の領域に男女の違いはないということを前提にすると、あきらめなければならないことなど、ほとんどないのです。科学的な根拠を示さずに男性脳・女性脳を扱い、個人の可能性を狭《せば》める雑誌記事などを目にすると、憤《いきどお》りを覚えます。

誤った知識として一般的に根づいている言説に、「人間は脳の10%しか使っていない」というものがあります。しかし、研究が進んだことにより、一定の時間やサイクルのなかで、**脳の機能はまんべんなく使われている**ことがわかってきました。

激しい運動をするときでも、すべての筋肉が同時に使われることがないように、高度な知的活動をするからといって、脳全体が同時に活動するわけではありません。その意味では、10％という数字を出しても決定的な間違いではないのですが、インターネットで流布されている情報のなかには、脳の90％は未使用の領域で、未開の荒野であるかのような印象を与えるものもあります。

90％の未使用領域を使えば、能力は飛躍的に向上する。そんな論を展開する例も数多いのですが、そもそも脳はまんべんなく使われているのであり、夢物語です。

10％説が更新されて然るべき説であることは、増尾元教授の説明によって合点がいくことでしょう。

「**もしも脳の10％程度しか機能していないとしたら、脳の限られた領域の損傷や病変はたいした問題ではない可能性もあります。ところが、現実は、脳の小さな損傷や病変が生命やQOL（生活の質）に関わる大きな影響を及ぼします**」

このように、脳については多くの誤った説が広まっています。そして、そのことが思考や行動に影響し、個人の能力の拡大を妨《さまた》げている可能性があります。すなわち、脳に対する理解を深めれば、能力が拡大する期待が持てるのです。

思い込みで思考はストップする

私は20代のころ、ひとり暮らしをしていました。キッチンに立つことはなく、食事は外食やコンビニ弁当ばかりです。

ある日、疲れていた私はコンビニに行く気力もありませんでした。空腹に耐えていたとき、米があったことを思い出したのです。家財道具は揃っていて、一度も使ったことはありませんでしたが、炊飯器もありました。

1合の米を研《と》ぎ、内釜の1の目盛りまで水を入れて、炊飯器にセットします。蓋を閉じると、蓋の横のほうに「炒飯」と「保温」のスイッチがありました。チャーハンではなく、白米が食べたかった私は迷うことなく保温のスイッチを押していました。

40分後、蓋を開けると、釜の底にノリのようなものが貼りついていたのです。すぐに秘書に電話をかけて事情を説明し、「米ってノリになるのかな？」と問うと、秘書の答えは「社長、それチャーハンではなくてスイハンだと思いますよ」。

私には「炒飯」としか見えなかったのです。一度でも炊飯器を使っていたり、家電売場で製品を見比べたりしていれば、こんな失敗はするはずもありません。炊飯器と無縁だった私は、「炊飯」という言葉が、視覚的に脳に存在しなかった。なじみのある「炒飯」として脳は認識したのです。

単なる笑いのネタとして思い出話をしたのではありません。脳というものが、いかに思い込みをしやすいものか、そして、思い込みは思考をストップさせることの一例として取り上げたのです。

当時の私は、「炒飯」という言葉は中華料理店などで日常的に目にしていても、「炊飯」という言葉を目にすることはない生活をしていました。脳のなかに「炊飯」という像＝カタチは存在しなかったのです。

目は網膜が捉えた「炊飯」というカタチの電気信号を大脳に送り、大脳は私の脳内に存在しない「炊飯」ではなく、似たカタチの「炒飯」と思い込んだのです。思い込みがなければ、「チャーハン」と「保温」のスイッチが並ぶ不自然さに気づいて、「スイハン」と正しく認識したことでしょう。思い込みが思考を遮断したのです。

思い込みや決めつけによって、思考はストップします。

炊飯をチャーハンと思い込んでも、笑い話で済ますことができます。損害も米と時間を無駄にしたくらいです。

ところが、私たちは同じような思い込みや決めつけを日常的に行っており、ときにはそれが人生の在りように関わる損害につながることもあるのです。

Aさんが物販の会社に入社して、営業成績の不振が続いたとしましょう。それまで営業の経験がないAさんは、ビジネス書を何冊も読んでスキルを身につけようとしました。先輩社員から営業のコツや流儀を教えてもらうこともありました。それでも営業成績は伸びず、3カ月間連続して部内で最下位だったとき、Aさんは自分には営業の才能がない、自分には営業は向いていないと思い込みました。

このような苦手意識が定着した結果として、「できない」が確定します。

人間の脳に個人差はほとんどなく、仕事、家事、学習、コミュニケーションなどをうまくこなすために必要なのは「慣れ」です。慣れる前に苦手意識を持つと、本来は「できる」はずだったことが「できない」ことになってしまいます。

Ａさんが自分には営業の才能がないと思い込むことなく、苦手意識を持たずに営業を続けたら、４カ月目には最下位を脱出するかもしれません。それが成功体験となり、自信をつけたＡさんがその後の営業成績を飛躍的に伸ばす可能性もあるのです。

一方、社会は、機能解剖学的にはほとんど同じ脳を持つ私たちに「役割の分化」を強制するシステムなので、自分の適性を見極めることが充実した人生を送るためにはポイントとなります。Ａさんの営業成績が1位になったとしても、Ａさんにはより適性の高い職業があるかもしれないのです。「役割の分化」と「自分が収まれる役割」については第6章で述べます。

ここでは、思い込みや決めつけをせず、苦手意識を持たないことが、何事においても重要ということが結論となります。どのような職業に就いても、この意識がパフォーマンスを底上げするのです。

疲れは脳がつくりだす

厚生労働省が発表した「命和2年労働安全衛生調査（実態調査）」によると、労働

労働者が仕事や職業生活で感じるストレスの内訳

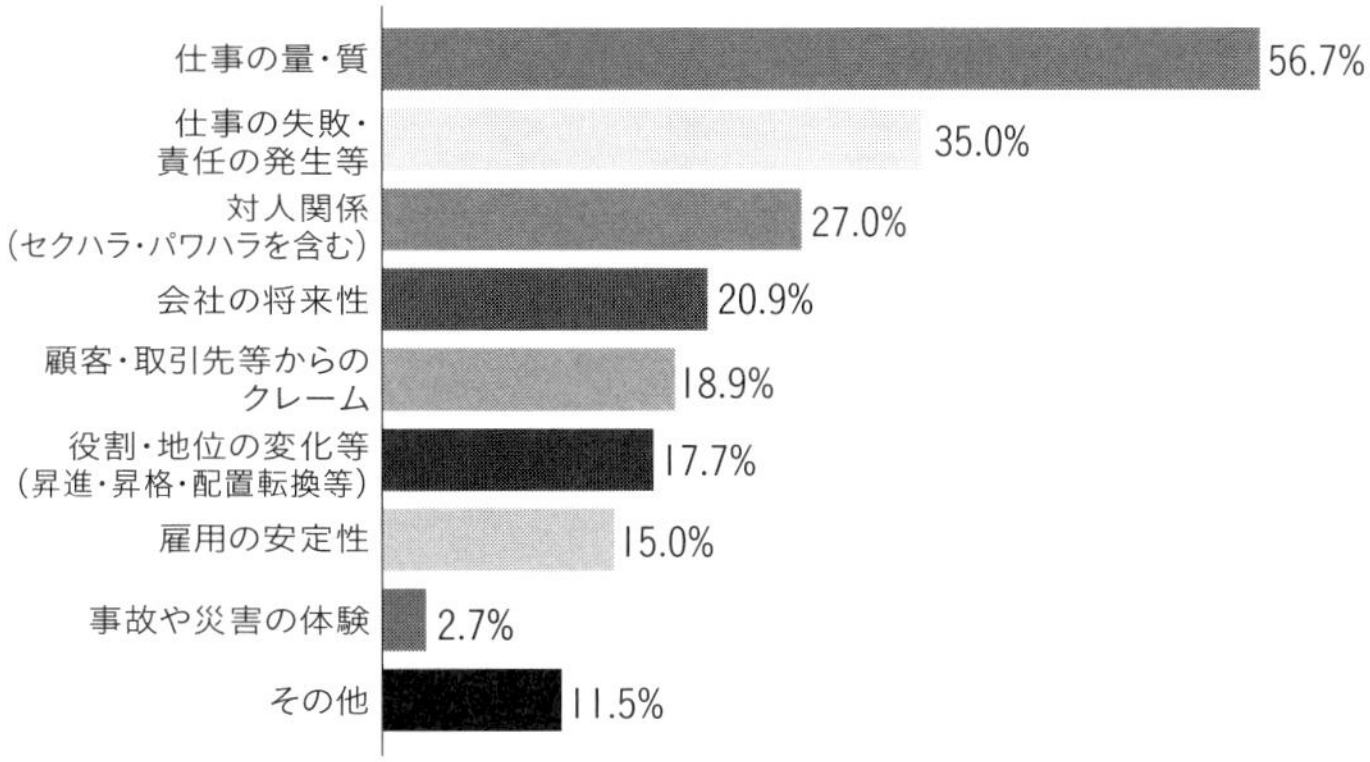

出所：「命和２年労働安全衛生調査（実態調査）」（厚生労働省）

者が仕事や職業生活で感じる強い不安、悩み、ストレスの内訳と、複数回答による割合は上図の通りです。

このうち、いくつかの項目は、脳科学を知り、脳の働かせ方を変えることで解決が可能です。

たとえば、ランキング1位の項目が該当します。仕事の量に不安、悩み、ストレスを感じているなら、「疲れ」が関係していることも多いと考えられます。仕事に取り組んでいるとき、ふいに襲ってくる疲労感、徒労感が不安、悩み、ストレスにつながるのです。「こんなことをしていて何になるんだろう？」と考えてしまうと、仕事をポジティブに捉えることができなくなり、不安、悩み、ストレスは増幅します。

仕事に対するネガティブな感情が負のスパイラルをつくるのですが、これを断ち切る方法があります。それは「疲れ」を感じないことです。

実際に疲れがあるのだから、疲れを感じないなんて無理。そんな声が聞こえてきそうです。しかし、少なくともオフィスで行う仕事で感じる疲れとは、脳がつくりだしたものなのです。脳がつくりだした疲れに実態はありません。

終業時間までに片づくと思っていた仕事が終わらず、残業が決まったときなど、思わず「疲れた～」と声を上げてしまうでしょう。このとき、**副腎皮質からコルチゾールなどのストレスホルモンが分泌され、ストレス反応を起こします。**激しく体を動かすことのないオフィスでの仕事で感じる疲れの正体は、ほとんどがこれです。

自分が置かれている状況から、自分は疲れているはずだと思い込むことで、脳は疲れを感じることになります。

試しに、あなたが仕事（激しい肉体労働は除く）で疲れを感じそうになったら、「これくらいの仕事で疲れるわけがない」と思考してみてください。不安、悩み、ストレスが生じ、増幅する負のスパイラルに至ることはなく、疲れも感じないはずです。

体の部位ごとのエネルギー消費量

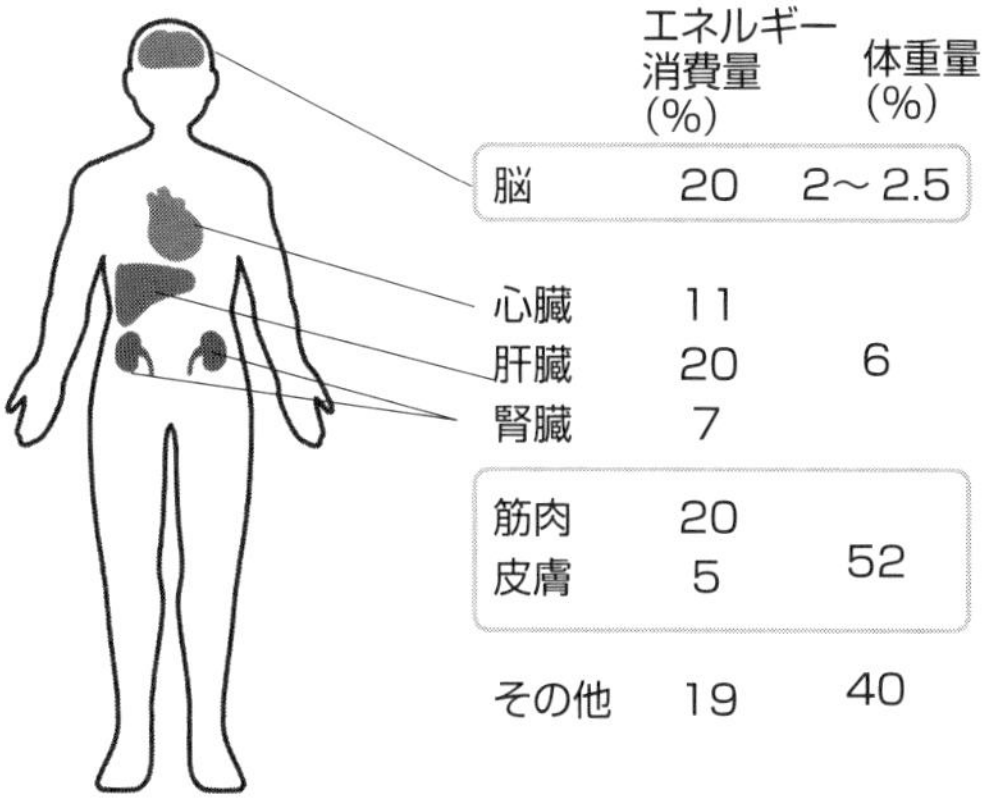

また、仕事に対する意欲が生まれ、効率的に仕事をこなすことができます。

ただ、脳の重さは体重の2〜2・5%であるにもかかわらず、**脳が活動するためには全身が消費するエネルギーの20%を使っています。**適切な栄養補給と定期的な休憩や気分転換も、疲れを感じないためには大切です。

精神的に感じるほとんどの疲れは、その実態が体のどこかにあるのではなく、脳がつくりだしているという事実を日ごろから意識しましょう。疲れることのない自分がいることを知れば、これまでは積極的になれなかったこと――それは収入を得るための仕事に限りません――にも楽しく、積極的に取り組むことができるようになり、毎日が充実します。

サーフィンでも登山でもどんな趣味でもいいのですが、体を動かして週末を過ごせば、仕事をする月曜から金曜までよりも肉体にかかる負荷は遥かに大きいでしょう。でも、週末は疲れを感じないし、感じたとしても心地よい疲れで、気持ちは晴れやかです。脳を理解し、疲れることのない自分になれば、毎日が週末になります。

相手との距離感は自分で決める

47ページの図表のランキング6位「役割・地位の変化」に対する不安、悩み、ストレスも、脳を知ることで解決が期待できます。繰り返し述べてきたように、情報処理能力は慣れによるところが大きいからです。

情報処理能力というと、まずはビット数で表すコンピュータを連想しますが、人間の情報処理能力とは、目や耳などから情報を得て、それが自分にとってはどんな情報なのかを脳で考え、反応し、行動する能力です。

私たちは知覚するすべてのことに対して情報処理を行っています。

穏やかに風の吹く日、葉擦れの音を耳がキャッチしても、脳が安全を脅《おびや》かす状況ではないと判断し、意識に「聞こえてこない」のは情報処理をしているからです。雷が鳴ると、それが遠くであろうと、意識に「聞こえてくる」のも情報処理です。

生きることのほとんどは情報処理であり、情報処理能力が高ければ、生存しやすくなります。それを会社という組織に当てはめるなら、情報処理能力が高ければ、組織内での居場所を確保できるということになります。そして、情報処理能力は慣れによるところが大きいのです。

役割・地位の変化に対する不安、悩み、ストレスは、経験したことのない業務への、経験したことがないがゆえの不安、悩み、ストレスです。

たとえば、20年間製造部門で働いていた人が、人事部への異動を命じられたら、戸惑いはあるでしょう。辞令を拒否して会社に残ることはできないので、受け入れざるを得ません。このとき、不安、悩み、ストレスによって、「自分には人事の業務は向いていない」と規定してしまうと、人事部に居場所を確保することはできません。

人事部の業務を、各社員の資質や適性といった情報を収集し、最適な配置をデザインする情報処理と捉えるなら、その処理能力は経験を積むことで高くなります。スタートの前から不安、悩み、ストレスを抱えることはマイナスにしかなりません。ポジティブな思考でスタートを切ることが求められるのです。

労働者が仕事や職業生活で感じる強い不安、悩み、ストレスのうち、脳の働かせ方を変えることで解決が最も期待できるのは、47ページの図表のランキング3位「対人関係（セクハラ・パワハラを含む）」です。

セクハラやパワハラの場合、被害者の側が脳の働かせ方を変えることで被害をなくしたり軽減したりすることは困難です。しかし、意思疎通がむずかしい、気が合わない、気後れするといった、職場にありがちな対人関係の問題は、脳の働かせ方によって解決できます。

人間関係で大事なのは、相手との適切な距離感を、あなた自身が決定し、それを人間関係の拠りどころとすることです。物理的距離と人間関係の距離はほとんど関係ありません。同じ課に在籍しているから人間関係の距離が近いわけではなく、デスクが隣りだから距離が近いわけでもないのです。しかし、ともすると、そうした物理的距離が心理に反映し、それが人間関係の悩みにつながることが多いのです。

まずは、相手との距離感を、あなた自身が決めましょう。

人間関係を構築するための、「**リレーションエバリュエーションリスト**」というマインドテクノロジーがあります。

職場で接する人との距離感を決めるにあたって、このリストをつくるには、職場の人に加えて、スマホの電話帳に登録しているすべての人を対象にします。そのほうが職場の人間関係を相対的に評価することができて、正しい距離感がわかるからです。

電話帳に登録している人と職場の人を、次の5つの評価に分類してください。

5　とても重要で大切な人

4　割と重要で大切な人

3　可もなく不可もない人

2　できれば関わりたくない人

1　一切関わりたくない人

実際にリストをつくってみると、これまで見えなかったものが見えてくるように思

リレーションエバリュエーションリスト

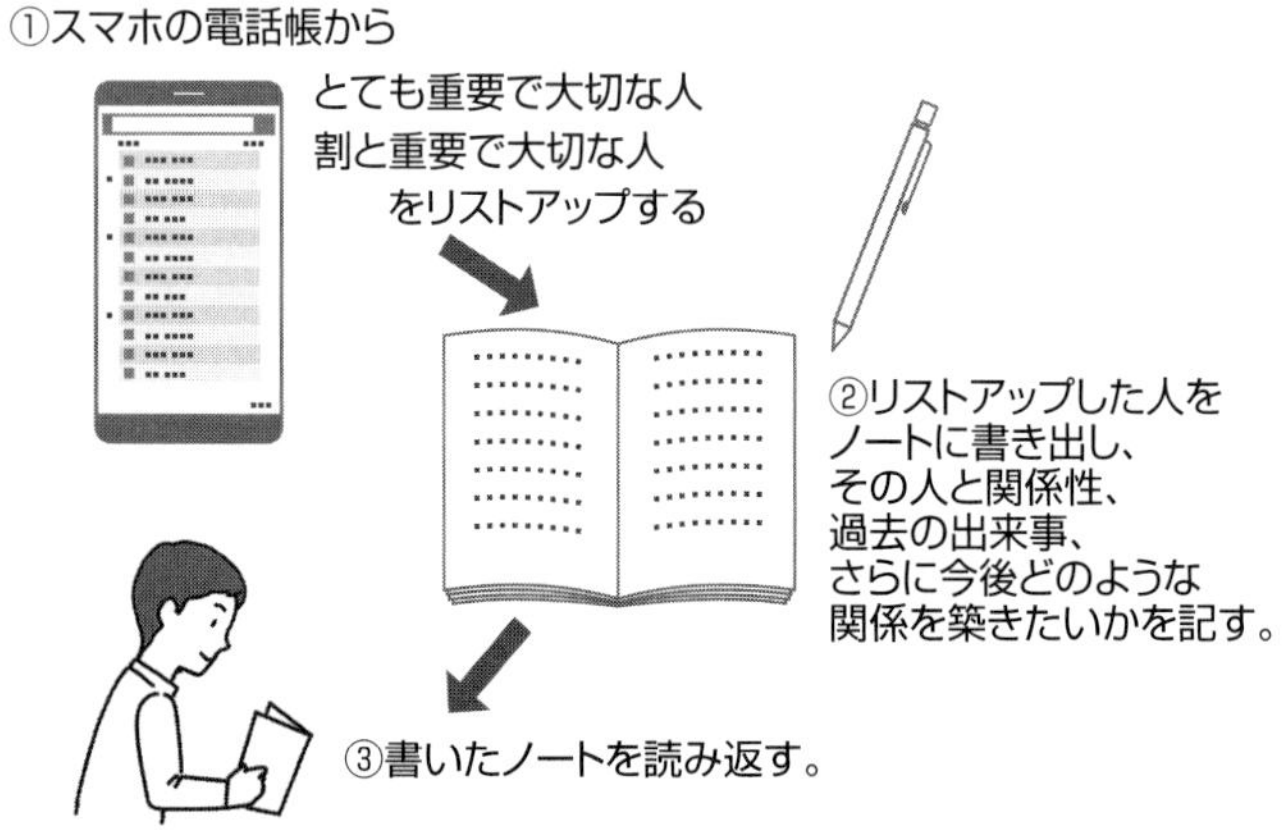
①スマホの電話帳から
とても重要で大切な人
割と重要で大切な人
をリストアップする
②リストアップした人を
ノートに書き出し、
その人と関係性、
過去の出来事、
さらに今後どのような
関係を築きたいかを記す。
③書いたノートを読み返す。

えませんか？　自分の心を見るような気もします。この5つの評価には、自分の立場も相手の立場も関係ありません。そこにあるのは、ただ、あなたが主体となった相手との距離感なのです。

相手との距離感がはっきりしてくると、これまで感じていた人間関係のストレスが軽減します。

職場に、意思疎通ができないことがストレスとなっている相手がいるとして、その評価点が3や2、あるいは1であるなら、ストレスを感じるに足る人物ではないということなのです。人間関係のストレスは、相手に対してなんらかの期待をすることで生じます。あなたにとって可でもなく不可でもない相手なら、期待をしなくてもいいはずです。

ただ、意思疎通ができなければ、業務に支障をきたすこともあります。しかし、それに対しては、テクニカルな解決策を探ればいいのです。相手に期待せず、ストレスを感じることなく対処すれば、的確な解決策も見つかるでしょう。

職場の人間関係に限らず、広く人間関係の評価に用いることのできるリレーションエバリュエーションリストの使い方を説明します。

リストアップが完了したら、評価が5と4の人だけをノートに書き出します。そして、その人たちと今後、どのような関係を築きたいかを記します。

一人ひとりのことを思い浮かべて、過去にあった出来事を振り返り、しっかりと考え、心を込めて記入しましょう。実現できる、できないは二の次です。あくまでも、自分がどうしたいか、胸のうちを素直に表現します。

とても重要で大切な人や、割と重要で大切な人なのですから、1行で済むわけはないでしょう。自分が納得のいくまで書き出します。

これが終了するころには、前頭前野が活性化し、幸福感に包まれます。

最後に、ノートを読み返します。相手との関係が自分の記した通りになっていれば理想的ですが、そうなっていなければ、改善と修正に向けて努力します。

職場に5と4の人が多くいるとしたら、日々、ポジティブな気持ちで仕事に取り組めていることでしょう。そして、あなたが脳を的確に働かせることによって、職場を居心地のよい場所にすることができるのです。

第2章　ワニ・ウマ・サル・ヒトの脳の幸せ

大切なのは主体性を持つ意識

カウンセリングに対してどんなイメージを持っていますか。カウンセリングを受けたことのない人にとっては、肯定的なものから否定的なものまで、大きな振幅のなかにさまざまなイメージがあると思います。いえ、カウンセリングを受けた経験のある人にもイメージの開きはあるでしょう。カウンセラーのスキル、カウンセリングを受ける人の体調や精神状態などによって、カウンセリングの効果は変わるからです。

ここで、カウンセリングとはどのようなものであるかを整理しておきましょう。

厚生労働省のホームページに掲載されている「カウンセリングについて」には、「(カウンセリングは) 心の診療においては、医師やカウンセラーが心の悩みを聞き、心の専門家としての視点から指導や援助を行う治療を意味しています。指導や援助といっても、医師やカウンセラーは具体的な指示をすることもあれば、ただ話をまとめるだけのこともあり、また治療にかかる時間についても様々です」とあります。そして、説明は「カウンセリングは、どうしたらよいのかのアドバイスを受けたり、答えをだしてもらったりするためのものではありません。自分自身の力で立直っていくきっかけをつくったり、気持ちや考え方を整理していくサポートを行ったりするのがカウンセリングなのです」と結ばれています。

つまり、カウンセリングの主役は、カウンセリングを受ける人の気持ちや考え方＝**「脳の働き」**なのです。このことはカウンセリングを理解するうえで、極めて重要です。カウンセリングを受ける人に、主体性を持つという意識がなければ、どれだけ経験を積んだカウンセラーがカウンセリングを行っても、良い結果は得られません。

同じく厚生労働省のホームページには、「カウンセリングを受けるメリット」が箇条書きされています。

- ◯ 話をしっかり聞いてもらえる
- ◯ 自分の考え方のくせや意外な長所に気づくことができる
- ◯ 今抱えている問題を整理できる
- ◯ 考え方を今の状況に適したものに切り換えられる
- ◯ 人とうまくつきあうための自分なりの方法を見つけられる

◯人として成長できる

カウンセリングを受けてもこれらのメリットを実感できないとしたら、理由は、カウンセリングのレベルが低いか、カウンセリングを受ける側に主体性が欠如しているかのいずれかです。

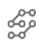

「できる」「できない」は脳が決める

悩みや解決すべき問題が皆無の人はいません。だれもが悩みや解決すべき問題を抱え、その内容は人それぞれです。そして、どのような悩み、解決すべき問題であっても、カウンセリングによる解消や軽減を試みることができます。

私が累計3万人のクライアントに対して行ってきたカウンセリングの内容は多岐にわたります。なかには、一般の人が「このような問題もカウンセリングで解決できるの!?」と感じるようなものもあるので、私が手がけたカウンセリングのテーマ（クライアントの悩みや解決すべき問題）の、ほんの一部を列記しましょう。

赤面症を治したい
志望校に合格できる学力をつけたい
彼氏ができない
上司との人間関係を改善したい
自転車に乗れない
営業成績を伸ばしたい
人づきあいが苦手だ
老いていくのが怖い

このように、悩みや解決すべき問題は、それがどのような内容であるとしても、ほとんどがカウンセリングの対象になり得ます。

自転車に乗ることができないのは平衡感覚や運動神経の問題と捉えがちですが、自転車に乗れない人は、脳が「乗れない」と思考し、その思考が本来は備えている平衡感覚や運動神経を「乗れない」ように制御しているのです。

このことに通じる脳のメカニズムを簡単に実感できる方法があります。

両足を揃えて立ち、膝を曲げずに前屈してください。無理なくどれだけ曲がるかは人それぞれです。余裕をもって手のひらが床につく人もいるし、指先が足首までしか伸びない人もいるでしょう。このとき（脳に刺激を与えないとき）の体の曲がり具合を確認します。

次に、左右の耳の下部（耳たぶ）を親指と人さし指でつまみ、下に7回、リズミカルに引っ張ります。速さは3秒間に7回引っ張るくらいで、強さは耳がはずれる一歩手前と思えるくらいです。もちろん、指でつまむ程度であれば、実際に耳を傷《いた》めるようなことはありません。

続けて耳の横の部分をつまんで横に7回、耳の上部をつまんで上に7回、耳の横の部分をつまんで前に7回、同様の速さと強さで引っ張ります。さらに、耳をたたんでつまみ、前回しを7回、後ろ回しを7回行います。

この直後に、より深く前屈できる自分をイメージして、前屈してみます。ストレッチをしたわけではないのに、耳をつまむ前よりも深く前屈できるようになっていることでしょう。体がかたいと思っている人ほど、効果が大きい傾向にあります。

耳をつまんでの成功イメトレ

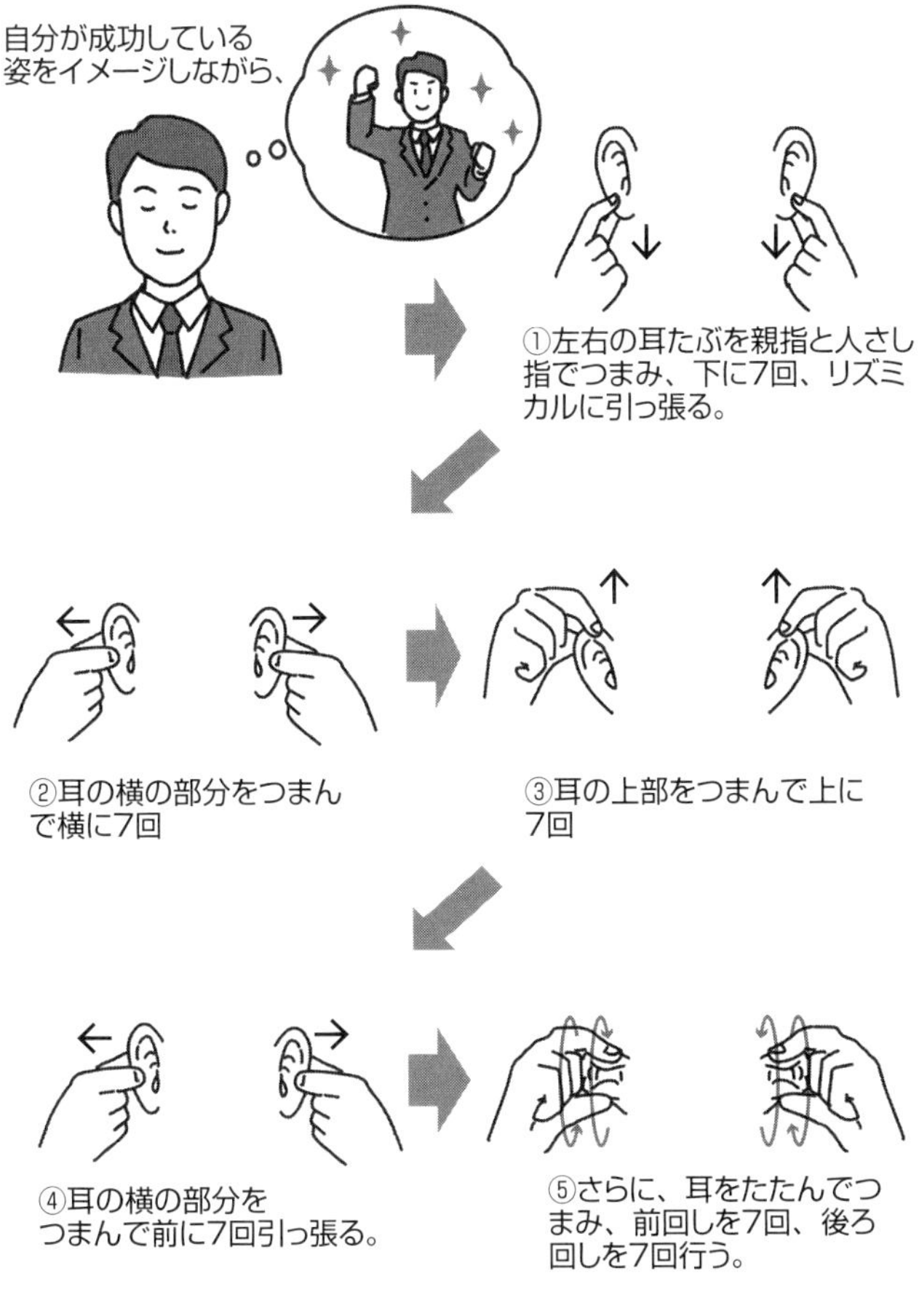
自分が成功している
姿をイメージしながら、
①左右の耳たぶを親指と人さし指でつまみ、下に7回、リズミカルに引っ張る。
②耳の横の部分をつまんで横に7回
③耳の上部をつまんで上に7回
④耳の横の部分をつまんで前に7回引っ張る。
⑤さらに、耳をたたんでつまみ、前回しを7回、後ろ回しを7回行う。

体の柔軟性が変化したのは、脳が刺激され、活性化したからです。耳には、全身の100以上のツボが集まっているといわれます。そのため、耳全体を引っ張ると、全身をコントロールしている脳が刺激され、活性化するのです。

耳を刺激して脳を活性化するこの方法は、さまざまなことに応用できます。

筋トレをして理想的な体型にする
試験に備えて参考書を読む
取引先を相手にビジネスの交渉をする
眠気を覚まして集中力を高める必要がある
初デートで会話を弾ませたい

こうした目的意識が明確な場面においては、耳に刺激を与えて、脳を活性化させましょう。脳の効率的な働きが期待できて、目的を達成する確率が高くなります。

求めるものは「幸せ」

話を戻すと、悩みや解決すべき問題はほとんどがカウンセリングの対象になり得るので、私はクライアントから相談を受けると、それがどのような悩みや問題であろうと、事態を好転させる最良の方策を探ります。カウンセリングの経験を積むことで方策の選択肢は広がり、悩みの解消や軽減、問題の解決に向けた最適解を、まわり道することなく見つけられるようになりました。

カウンセリングからスタートした私の「相談に乗る」というライフワークは、悩みや問題の種類、クライアントの属性などによって名称が変わります。

悩んでいる人――カウンセリング
疲れている人――セラピー
トラウマを抱えている人――ヒーリング
目標を達成したい人――コーチング

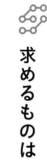

組織を活性化させたい人——マネージング
ビジネスを成功させたい人——コンサルティング
スキルを身につけたい人——ティーチング、インストラクション

名称が違うと、同じく「相談に乗る」ことでも印象は変わります。たとえば、トラウマを抱えている人への「ヒーリング」と、ビジネスを成功させたい人への「コンサルティング」が同じ土俵の上にあると聞けば、違和感があるでしょう。

しかし、「相談に乗る」ことのセグメントがどれだけ細分化されようとも、すべてに共通する核心があります。

それは、求めるものは「幸せ」ということです。

カウンセリングの結果、悩みが解消した。疲れ果てていた心身がセラピーによってリフレッシュした。コーチングを受けたら夢が叶った。マネージングによってビジネスの業績が上がった。ティーチングが功を奏して国家資格を取得した。——すべては、幸せを得たという点で共通します。

私はカウンセリング、セラピー、ヒーリング……と名称は違っても、クライアントの「相談に乗る」ことを、クライアント自身が幸せをつかみ取ることのサポートとして行っています。同時に、私はエビデンスがある脳科学と心理学の知見だけを、相談に乗ることの基盤としています。すなわち、私のライフワークのバックボーンは、脳科学と心理学の視点から「幸せ」を考察することなのです。

幸福感には4つの階層がある

杉山崇神奈川大学人間科学部教授と、「脳と幸せ」をテーマに話をしたとき、杉山教授が語ったことは非常に興味深く、示唆に富《と》んだものでした。

私が、「幸せは脳のどの領域で感じるのでしょうか」と問うと、杉山教授は「**幸せを感じる脳は、大雑把に分けると4つの階層になっていて、それぞれの階層で幸福感は違うのです**」と答えたのです。

4つの階層の幸福感とは次の通りです。

第1階層の幸福感は、地球上にヒトが現れるずっと前の、原始的な動物が持っていた幸福感です。原始的な動物の幸福感とは、食べて生き残ることと、子孫を残すことでした。いまも私たちは第1階層の幸福感を、おいしいものを食べる喜びや、セックスをする喜びとして持ち続けています。

第2階層の幸福感は、安全を確保することの幸福感です。草食の哺乳類や鳥類は仲間と群れることで、個体が生き残る確率を高めました。現代の私たちも、家族や気心の知れた友人がそばにいると、なんだかホッとして、幸せを感じます。

第3階層の幸福感は、私たちの祖先が類人猿になったころに得た幸福感です。ただ群れるだけではなく、組織的な行動をとるために、グループのリーダーがトップダウンで意思決定をするようになりました。同一のグループにいる者は、縦のラインのどこかに居場所があり、縦のラインの一貫性がもたらす幸せを得ることができます。

組織的に行動するようになると、食物の分配（低順位の者がねだると、高順位の者が分け与える）が行われるようになります。また、ただ群れているだけよりも安全を確保しやすくなります。つまり、第3階層の幸福感を得られるようになると、第1階層、第2階層の幸福感も底上げされるのです。

第3階層の幸福感とは、社会性の幸福感といえるものです。幸福感の在りようは、複雑で高度なものになりました。しかし、社会性が備わると、脳にはやっかいなこと

幸福感の4つの階層

第1階層の幸福感

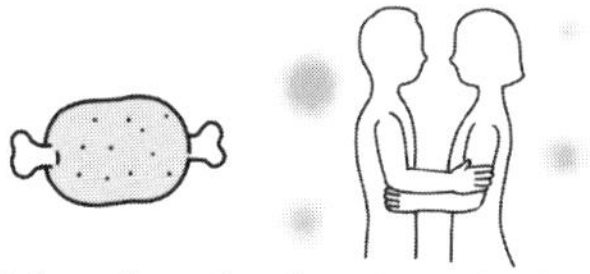

原始的な動物が持つ幸福感で、食べて生き残ることと子孫を残すこと。おいしいものを食べる喜びやセックスをする喜び。

第2階層の幸福感

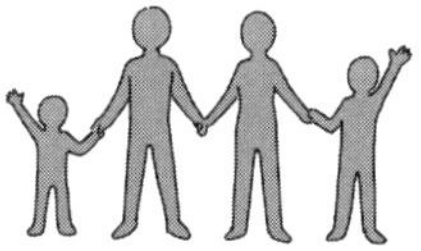

安全を確保することの幸福感で、草食の哺乳類や鳥類は仲間と群れることで、生き残る確率を高めた。家族や気心の知れた友人がそばにいること。

第3階層の幸福感

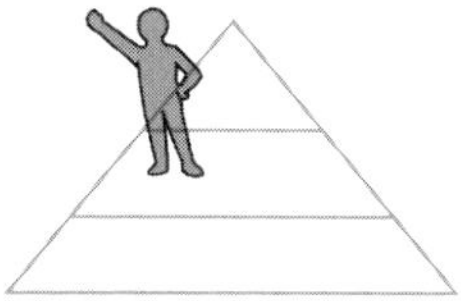

社会性の幸福感といえるもので、組織的な行動をとるためにグループの役割を担い、縦のラインの一貫性がもたらす幸せを得ることができる。ヒエラルキーのあるグループにおいて、自分の居場所に満足することで得られる幸せ。

第4階層の幸福感

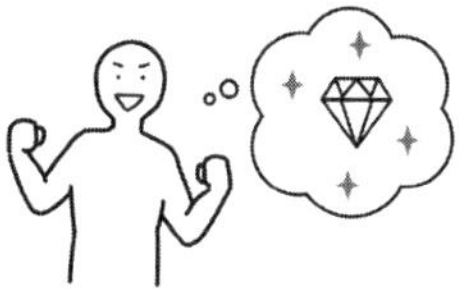

人類が未来という概念を手に入れた結果、展望通りに物事が進んだときに得られる幸福感や、思考を重ねて結論が得られたときに感じる幸福感。

も起こります。

ヒエラルキーのあるグループにおいて、自分の居場所に満足しているのなら幸せなのですが、反発心や嫉妬心が生じる場合もあります。第3階層の幸福感とは、負の感情を引き起こす危険性も秘めているのです。

第4階層の幸福感は、人類が未来という概念を手に入れた結果、展望通りに物事が進んだときに得られる幸福感や、思考を重ねて結論が得られたときに感じる幸福感。人類が獲得した、極めて高度な幸福感です。

動物が、本能として現在と未来を結びつける行動をとること（例／冬に備えるリスの貯食行動）はありますが、**未来をイメージして思考する能力は、人類だけが備えています**。私たちは幸せな未来を想像することができて、それを実現するために、暮らしを設計することもできます。そして、展望した通りの未来を手にしたとき、大きな幸せを感じるのです。

思考すること、すなわち脳を働かせることは、幸福感を得る原動力になります。

紀元前200年代の古代ギリシャに生きた科学者のアルキメデスについて、よく知られている逸話があります。

アルキメデスは王より、金の王冠が純金かどうかを調べるように命じられました。王冠を壊して調べるわけにはいきません。入浴中も解決策を考え続けるほどの難問でしたが、ひらめきは突然訪れました。純金の比重は大きく、仮に王冠が純金でないとしたら、同じ体積の純金よりも軽くなります。つまり、純金でない王冠と純金のかたまりが同じ重さのときは、純金のかたまりのほうが体積は小さくなります。

王冠と、王冠と同じ重量の純金のかたまりを、水をいっぱいに張った容器に沈め、溢れる水の量が同じであれば王冠は純金でできています。溢れる水の量が違えば、王冠は純金製ではありません。解決策（アルキメデスの原理）を見つけたアルキメデスは、あまりのうれしさに服を着るのも忘れて街の通りに駆け出し、「ユリイカ！ ユリイカ！」と叫んだのです。

古代ギリシャ語の「ユリイカ」は、「見つけた」「わかった」を意味します。「わかった！ わかったぞ！」と叫んだアルキメデスは、思考を重ねて結論が得られたときに感じる第4階層の幸福感に包まれていたのです。

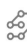

脳が連携すると幸せの取りこぼしはない

第1章で述べたように、人間が生きるということは、脳が活動することとほとんど同義です。そして、脳を働かせることの目的は、極論するなら幸せを得ることにあります。さらに論を展開すると、幸福感に4つの階層があることを知ることは、人生を豊かなものにするうえで、とても重要に思えるのです。

杉山教授がいいます。

「食べることや子孫を残すことで得られる第1階層の幸福感を、私たち研究者は便宜的に〈ワニの脳の幸せ〉と呼んでいます。群れることで安心できる第2階層の幸福感は〈ウマの脳の幸せ〉、社会性がもたらす第3階層の幸福感は〈サルの脳の幸せ〉です。そして、未来を展望する第4階層の幸福感は〈ヒトの脳の幸せ〉です」

幸福感の階層は脳が進化するにつれて増えていきました。「ワニの脳の幸せ」は、脳の奥にある脳幹で感じます。脳幹は延髄、橋、中脳、間脳から成り、中枢神経系を構成する部位が集まっています。

幸福感の４つの階層と脳の関係性

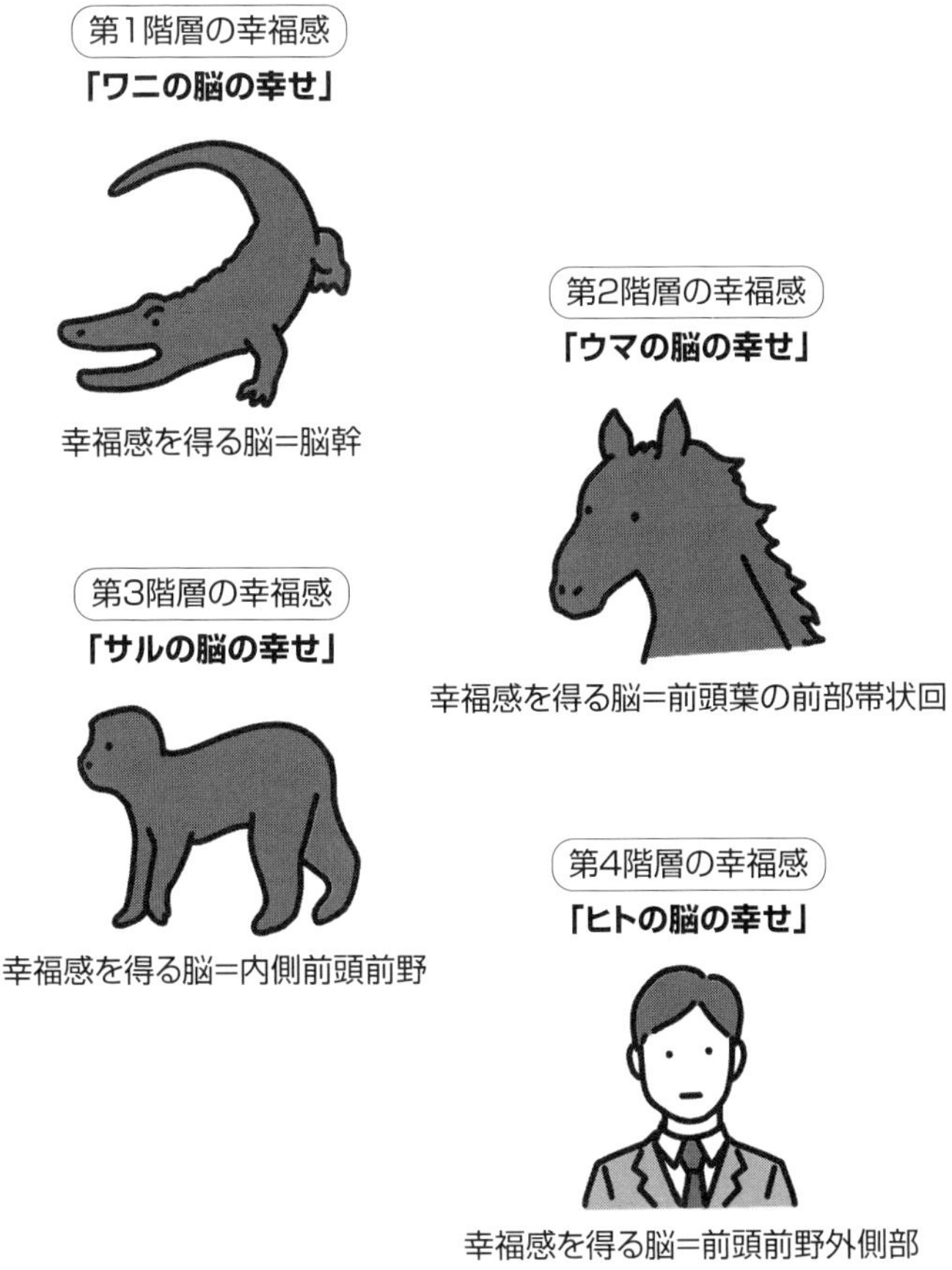
第1階層の幸福感
「ワニの脳の幸せ」
幸福感を得る脳＝脳幹
第2階層の幸福感
「ウマの脳の幸せ」
幸福感を得る脳＝前頭葉の前部帯状回
第3階層の幸福感
「サルの脳の幸せ」
幸福感を得る脳＝内側前頭前野
第4階層の幸福感
「ヒトの脳の幸せ」
幸福感を得る脳＝前頭前野外側部

魚類、両生類、爬虫類の脳は大部分が脳幹ですが、鳥類や哺乳類に進化すると小脳と大脳が大きくなってきます。「ウマの脳の幸せ」を感じるのは主に前頭葉の前部帯状回です。前部帯状回は発声に関与しています。

新皮質が発達すると連合野が出現して認知や行動が高度となり、「サルの脳の幸せ」が生まれます。「サルの脳の幸せ」を感じるのは内側前頭前野で、社会行動や情動・動機づけに基づく意思決定などに関わります。

新皮質が大脳の90％以上を占めるヒトは、飛躍的に高度な認知や行動、たとえば、展望を手に入れました。「ヒトの脳の幸せ」は現時点で地球上の生物が獲得している最も高次な幸福感です。「ヒトの脳の幸せ」は前頭前皮質腹外側部（ＶＬＰＦＣ）など、前頭前野外側部で感じます。

ワニの脳の幸せ、ウマの脳の幸せ、サルの脳の幸せ、ヒトの脳の幸せに優劣はありません。ヒトの脳の幸せはヒトだけが手に入れましたが、私たちはワニの脳、ウマの脳、サルの脳の幸せも求めます。

杉山教授は「**何に対して強く幸せを感じるか、多少の個人差はあると思います**」と前置きしたうえで、次のような見解を示します。

「私たちは、日常的に脳のいろいろな部分が幸せをつくりだしていています。幸せの4つの階層を意識する人は、研究者や脳科学に興味のある人に限られるでしょうが、私たちは無意識に階層の違う幸せを得ようとしているものです。会社員であれば、仕事が終わってお酒を飲みに行くと、おいしいものを食べてワニの脳が幸せを感じる。そのとき、いっしょにいる人が慣れ親しんだ同僚なら、ウマの脳が幸せを感じる。飲みながら仕事の実績を確認すれば、実績とは社会的評価なので、サルの脳が幸せになる。実績を上げて出世すると、経済的な余裕から未来が展望できて、ヒトの脳が幸せを感じる。幸せを感じる対象はたくさんあるのです」

脳は別の領域、個々の部位が連携して、思考や行動を決定しています。脳が幸せを感じるときも、連携が大切です。

おいしいものが目の前にあるとき、ワニの脳が幸せを感じようとしても、食べたら太ると未来を予測するヒトの脳が、欲するままに食べることを躊躇《ちゅうちょ》させます。これはアクセルを踏みながらブレーキをかけるようなもので、好ましくありません。ほかの脳がせっかく満足しているのに、それを妨げる思考パターンを持ってしまうと、幸せを存分に味わえなくなります。ワニの脳、ウマの脳に関しては、満足させることをためらわない習慣づけをするといいのです。

脳は、習慣づけが働きに影響する性質があり、そこには「**確証バイアス**」が関係しています。確証バイアスとは、脳が仮説を立てて検証する際に、自分にとって都合のいい（仮説の正しさを裏づける）情報ばかりを集め、都合の悪い（反証する）情報は集めないようにする傾向のことです。確証バイアスによって、脳は慣れ親しんだ情報処理が心地よくなり、慣れない情報処理には苦手意識を感じるようになります。

このことをワニの脳の幸せ、ウマの脳の幸せに当てはめると、おいしいものを食べる幸せや、心を許し合う相手と過ごす幸せは、習慣づける（繰り返す）ことで、さらに強く感じられるようになっていくと考えられるのです。

ワーキングメモリがウマの脳をカバーする

4つの階層がそれぞれ幸せを感じ、そのバランスがとれている状態が理想といえるでしょう。しかし、外的要因により、バランスをとることが困難な場合もあります。

脳の特殊機能「ワーキングメモリ」

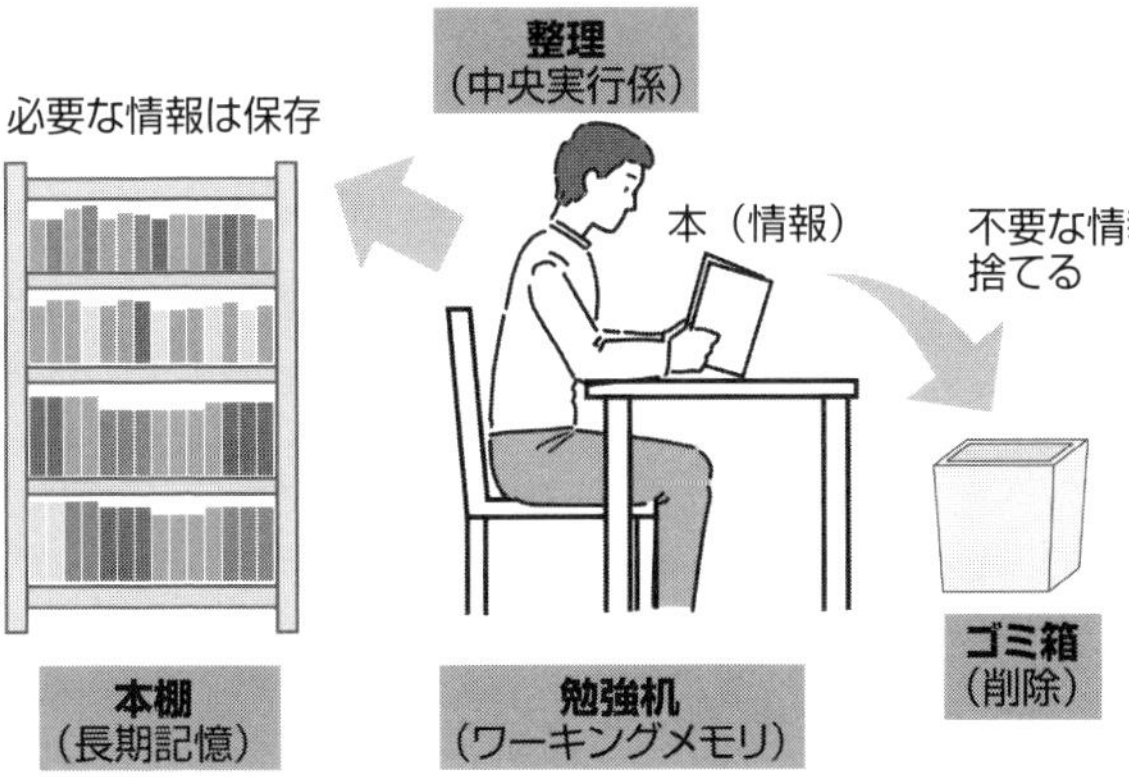

たとえば、紛争地域や被災地では安全の確保がもたらす第2階層の幸福感が得られなくなります。このようなとき、別の階層が幸福感を補うことはないのでしょうか。

杉山教授は、脳には特定の領域が別の領域をカバーする働きがあることから、幸福感が補完される可能性も高いと考えます。

「ウマの脳がなんらかのリスクを感じると、危機を乗り越えるためにヒトの脳の情報処理能力が高まると推測できます。なぜなら、脳には必要に迫られると一時的に情報を記憶し、同時に処理する〈ワーキングメモリ〉という能力があるからです。**危機を乗り越えることと、幸福感を得ることは同一ではありませんが、危機の先に展望が開ければ、ヒトの脳は幸せを感じます**」

ワーキングメモリ（作業記憶、作動記憶）は、コンピュータの技術が急速に進展した1970年代ごろから用いられている認知心理学の概念です。生きていくなかで得る情報を記憶としてすべて蓄積するとしたら、データを詰め込みすぎたコンピュータがそうであるように、情報処理が遅くなってしまうでしょう。そこで私たちは日常的にワーキングメモリを使っています。

単純な例として、8＋5×3の計算をしてみましょう。まず、5×3を暗算し、15という積が出ます。次の瞬間、脳は8＋15の計算に移ると同時に、必要のなくなった5と3を処理し、23という解答が出ます。このときに使った情報の記憶と処理の能力がワーキングメモリです。

仕事や学習の効率を高める際の鍵となる要素として、ワーキングメモリは注目されています。また、発達障害の多くは、ワーキングメモリが関係しています。

ウマの脳がリスクを感じたとき、ワーキングメモリによって情報処理能力が高くなる脳のメカニズムは、ビジネス活動に利用できそうです。たとえば、新しいプロジェクトを進めるとき、担当者がなんらかの危機感を持つと、ワーキングメモリによる情報処理能力が高くなり、プロジェクトが順調に進捗したり、プロジェクトの質が高くなったりするのではないでしょうか。

危機感が大きなプレッシャーになると逆効果ですが、適度な危機感はプラスに働くでしょう。脳が通常運転をしていたら浮かばない発想が生まれることや、プロジェクトの進行を速める効率化が図られることは、十分に期待できます。

仕事を与えられたら、「このチャンスを逃したら、次はいつチャンスが訪れるかわからない」「会社組織の一員である（群れから離れない）ためには、プロジェクトを成功させてみせる」というように、適度な危機感を抱いたほうが、漠然と仕事に向かうよりも成果が上がると考えられるのです。

他方、経営者や管理職は、こうした脳のメカニズムを利用して組織をコントロールすることにより、会社の業績を伸ばすことができるでしょう。社員や部下に過度なプレッシャーをかけることなく、適度な危機感を抱かせるのが、優れた経営者であり、管理職なのです。

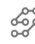

感謝の心は幸せの源泉

安全を脅《おびや》かされて幸せを感じることのできなくなったウマの脳をカバーするのは、ヒトの脳だけではありません。安全を確保できないということは、自分の居場所がないということです。そうした状況下ではサルの脳が活躍します。縦のラインを基準に自分を対象化することで、自分のポジションをモニタリングするのです。自分のポジションが相対的に良くなる場所を探し、見つかれば、そこは現在いる場所よりも心が落ち着く場所であることでしょう。脳は、自分の立場を確保できる場所へ向かおうとします。

脳の4つの階層は連携し、いずれかの階層が幸せを感じることができなくなれば、別の階層が幸せを探し、心の安定を保とうとします。

仕事で大きなミスをすると大食いに走る人がいます。傍《はた》から見ると自暴自棄のヤケ食いにしか思えません。ミスをすればストレスによって消化器が弱っているはずで、一見、非合理的な行動です。

しかし、仕事のミスによって展望を失ったヒトの脳や、会社組織での序列が下がることに不安を覚えるサルの脳を、食べることで幸せを感じるワニの脳がカバーすると考えると、合理的な行動なのです。

とはいえ、大食いや大量の飲酒で幸せを補完すると体の負担になります。心が弱っているところに体の不調や病気が重なれば目も当てられません。ヒトの脳やサルの脳がピンチのときは、体への負担がない「幸せの補完術」を実践しましょう。

それは**感謝すること**です。

幸せを感じられないときや、落ち込んでいるときに、素直な気持ちで感謝することはむずかしいことのように感じられるかもしれません。しかし、感謝することの大切さを脳が理解すれば、自然と感謝の気持ちは芽生えてきます。自分のまわりにいる人と、自分の関係を振り返れば、感謝する対象は大勢いるはずです。

感謝することによる心の動き＝脳の働きは、実験的に感謝の気持ちを抱くだけでも、簡単に確かめることができます。

試しに、感謝する対象と意識したことのない、親友とは呼べない距離感の友人を思い浮かべてみましょう。その友人とはいっしょに過ごした時間があるはずです。そのとき、あなたと友人の間にはどのようなコミュニケーションがあったでしょうか。楽しく会話をしたのかもしれません。友人は笑顔を見せてくれたかもしれません。電話番号やLINEを交換している場合もあるでしょう。

これらはすべて感謝するに値します。会話を楽しんでいるとき、あなたの心は満たされていたはずです。笑顔を見せたということは、友人はあなたを承認したのです。あなたと接点を持つことを負担に感じたら、電話番号やLINEを交換することはないでしょう。

このように考え、これまでは感謝したことのない友人に対して感謝の気持ちを抱きます。すると、(親友と呼べるわけでもない)漠然とした存在だった友人が、脳内で輪郭のはっきりとした像を結びます。存在感もこれまでより大きくなります。

心理的距離のある友人でも感謝することによって存在感が大きくなるのですから、気の置けない友人であればなおさらです。また、感謝する対象を変えることで、脳の階層に合わせた幸せの補完ができます。

家族や親しい友人に感謝すると、自分が守られている気持ちになり、ウマの脳が幸せを感じます。信頼できる上司や先輩に感謝すると、サルの脳が幸せを感じます。自

「感謝」に関する名言

「感謝の心があれば、幸福なり喜びは自然に高まっていき、しかもそれが無限に長続きします」
松下幸之助――現・パナソニック創業者

「私は、自分の障害を神に感謝しています。私が私自身を見いだし、生涯をかける仕事、そして神を見つけることができたのも、この障害を通してだったからです」
ヘレン・ケラー――視覚と聴覚に障害がありながら、福祉の発展に尽力した

「不満はね、ストレスの素よ。感謝はエネルギーになるのよね」
森光子――女優

「感謝の心は最大の美徳であるばかりでなく、あらゆる美徳の両親である」
マルクス・トゥッリウス・キケロ――共和制ローマの政治家・哲学者

「貢献した部下に対して、褒めるのではなく、感謝を伝える。感謝される喜びを体験すれば、自発的に貢献を繰り返すだろう」
アルフレッド・アドラー――精神科医・心理学者

分と接点があり、学ぶことの多い人に感謝すると、その人を参考にして自分はどう生きればいいかを考えることになるので、ヒトの脳が幸せを感じます。

感謝は脳の広い領域で幸せの源泉となるのです。

歴史に名を残す人物が感謝について語った言葉は、含蓄《がんちく》に富《と》んでいます。業績が語り継がれるような人物には、資質が備わっていたのかもしれません。しかし、感謝することによって脳が幸せを感じ、パフォーマンスの向上に結びついたという面もあることでしょう。

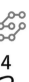

4つの階層へのアプローチを統合する

脳には幸せを感じる4つの階層があるという脳科学の知見は、私にとって示唆に富んだものでした。カウンセリングにおける汎用性が高いと感じたからです。

たとえば、赤面症で悩んでいるクライアントがいるとします。赤面症は、緊張して赤くなった顔を見られるのが恥ずかしく、重度になると人との関わりを避けてしまう対人恐怖症の1つですから、生活に支障をきたします。さまざまな思考をする際、赤面症の悩みがついてまわったら、幸せを感じることはむずかしいでしょう。

しかし、脳には幸せを感じる4つの階層があり、それぞれがカバーし合えるということをクライアントが理解すれば、どこかの階層で幸せを感じることができます。幸せを感じれば、笑顔を取り戻すことができて、自信がつきます。そして、自信がつけば人前で緊張することがなくなり、赤面症を克服できるのです。

脳の4つの階層を知ると、幸福感のセルフプロデュースができるようになります。このことは、カウンセリングを行う立場からも極めて重要で、喜ばしいことです。なぜなら、「カウンセリングを受ける人の主体性が大切」という、カウンセリングの本質と合致するからです。

脳の4つの階層についての知見をカウンセリングに応用することは、カウンセリングの質を高めます。これは私見でも仮説でもありません。

第2章を、杉山教授の発言でまとめます。

「私が専門にしている臨床心理学の分野で研究者がディスカッションをすると、たびたびテーマとなる難題があります。それは、現時点における心理療法の壁です。研究者はそれぞれが専門の領域で、最新の知見を用いて心理療法を行っているのですが、

どの心理療法もやがては限界に直面することになります。その原因は、どうやらアプローチしている脳がそれぞれ違うことにあるようなのです。幸せとは価値観の要素も大きいので、科学的に定義することはむずかしいのですが、悩みを解消して幸せを感じるためには、脳の各階層にまんべんなくアプローチしたほうがいいのではないかと考える研究者が多くなっています」

第3章

幸せを呼び寄せる11の方法

神経伝達物質「セロトニン」が幸福感の基盤

感情を言葉で表現するとき、私たちは「胸が熱くなる」「胸が躍《おど》る」「胸をなでおろす」「胸にしみる」「胸騒ぎがする」「胸がキュンとする」など、「胸」を含むさまざまな慣用句を使います。また、日本語に「心が温まる」という表現があるように、英語には「heartwarming」、中国語には「温暖内心」という同じ意味を持つ言葉があります。緊張すると拍動が速くなることから、古来より人は、**感情は胸（心臓）に宿っている**とイメージしたのでしょう。

科学が発展した現代、私たちは、緊張すると拍動が速くなるのは、脳の視床下部がコントロールする自律神経の働きであることを知っています。

胸が熱くなる（思いがする）のも、胸がキュンとする（思いがする）のも脳の働きであり、幸福感は脳がつくりだしているのです。

私たちが幸福感に包まれるとき、そこには主に3種類の物質、「セロトニン」「オキシトシン」「ドーパミン」が関与しています。

幸福感に関与する３種類の神経伝達物質

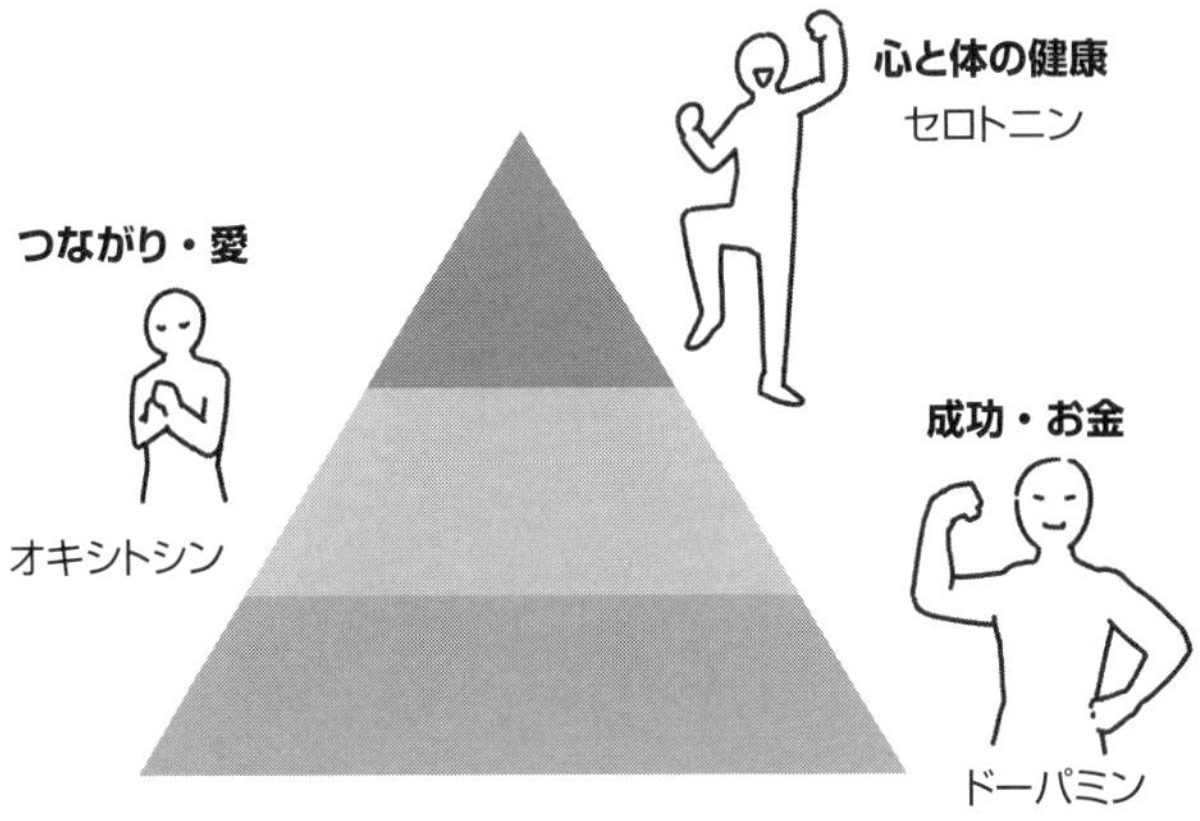

増尾好則元東邦大学理学部教授がいいます。

「**必須アミノ酸のトリプトファンから生合成される神経伝達物質のセロトニンは、幸福感の基盤になるのではないかと、多くの研究者が考えています**」

セロトニンは、ドーパミンやノルアドレナリンをコントロールして、精神を安定させます。また、後述するサーカディアン・リズム、神経内分泌、睡眠、体温調節などとも強く関連しています。

セロトニンが関与する幸福感は、心と体の健康による幸福感です。体調がいいので癒《いや》される感じがする、体が軽やかで気分がいいという心と体の連動は、セロトニンの働きによって起こります。小脳のすぐ下の脳幹には縫線核群があり、セロトニンを生成しています。縫線核は大脳皮質、大脳辺縁系、視床下部など、脳全体にセロトニン神経を投射し、ここが活発になると幸福感が得られます。

幸福感は主観であり、数値化による他者との比較は困難です。「私の幸福感を10点として、あなたの幸福感は何点ですか?」という質問は成立しません。しかし、自我においては、「昨年までの自分よりも今年のほうが幸せ」というように、幸福感を比較することができます。つまり、幸福感には明らかに軽重があるものの、それを横の(他者との)比較によって客観視することはむずかしいのです。

日本人はセロトニンが不足しやすい

幸福感とは違い、数値化できるのが、客観的な評価項目を指標とする「幸福度」です。たとえば、国連が設立した非営利団体の「持続可能開発ソリューション・ネットワーク」は、2012年から毎年3月20日の「国際幸福デー」に「世界幸福度ランキング」を発表しています。

この調査では、「1人当たりの国内総生産」「社会的支援」「健康寿命」「人生選択の自由」「汚職や腐敗の認知」などの評価項目を国・地域ごとに数値化して順位を決めています。2022年のランキングは、1位フィンランド、2位デンマーク、3位アイスランドと上位に北欧諸国が並び、ワースト3の146位、145位、144位はそれぞれアフガニスタン、レバノン、ジンバブエでした。日本は前年よりも2つ順位を上げての54位ですが、OECD（経済協力開発機構）に加盟する38カ国では下から6番目となっています。

国民の幸福度を上げることは、日本が直面している重要課題の1つといえるのではないでしょうか。

ユニセフ（国連児童基金）は2020年9月、「子どもたちに影響する世界―先進国の子どもの幸福を形づくるものを理解する」と題する報告書を発表しました。子どもの「精神的幸福度」「身体的健康」「学業・社会的スキル」を総合的に評価したトップ3は、オランダ、デンマーク、ノルウェーで、日本は調査対象の38カ国中、20位でした。可もなく不可もなしの総合順位ですが、見過ごせないのはその内容です。

日本は38カ国中、精神的幸福度が37位、身体的健康が1位、学業・社会的スキルが

27位と、精神的幸福度と身体的健康に著《いちじる》しい乖離《かいり》が見られるのです。この調査において、精神的幸福度は「生活満足度が高い15歳の割合」と「15～19歳の自殺率」を指標にしています。

あくまでも仮説ですが、精神的幸福度の低さには、セロトニンが関係しているのかもしれません。日本人はセロトニンが不足しやすいからです。

杉山崇神奈川大学人間科学部教授は、「**日本人に比較的見られやすい遺伝子のパターンとして、セロトニンが分解されてしまう、あるいはセロトニンをたくさんつくれないというものがあり、結果的にセロトニンが少なくなるのです。セロトニンが枯渇《こかつ》すると刺激に対して敏感になり、前向き思考になりにくくなります**」といい、日本人はセロトニンが少ない傾向がある理由を次のように推理します。

「**自然環境と社会環境の相互作用によるのではないでしょうか。日本は世界の地震の20%が発生し、台風の通り道でもある。梅雨前線のポジションによっては干ばつや大雨にも見舞われます。こんな災害大国では、セロトニンの少ない慎重な人が生き残りやすく、慎重な人が集まる村社会を構成します。村社会では慎重な人が子孫を残し、セロトニンが少なくなる遺伝子を伝えます**」

日本は四方を海に囲まれているため、特定の遺伝子が急速に伝わっていったことも考えられます。セロトニンが少ないのは、日本人の必然なのでしょう。

しかし、セロトニンが少ないから幸福感を得にくいと決めつけるのは誤りであり、危険です。心とセロトニンの関係は、思考によってコントロールできます。

お酒が強い人と弱い人の違いはアルコール代謝に関与する酵素の違いであり、東アジアはアルコールの分解が遅い人の割合が大きいといわれます。また、厚生労働省のホームページには、「ALDH2欠損型は2000～3000年前から漢民族を介して東アジアに拡散しました。縄文人と弥生人の2重構造がある日本では大陸からの移民と混血の歴史を反映し、ALDH2欠損型の人の割合は沖縄・九州南部・東北地方では30％台以下と少なく、九州北部や京都・大阪・愛知では50％前後と多いという地域差がみられます」（ALDH2はアルコール代謝に関与する酵素）とあります。

地域や民族によって違いがある点では、セロトニンとALDH2は共通します。しかし、両者には明らかな違いがあり、ALDH2欠損型の人がお酒に強くなることはありません。生来はお酒に弱い人が、飲酒を繰り返すことでお酒に強くなろうとすれば、肝臓病やアルコール依存症になってしまうでしょう。対して、セロトニンが少なくても、幸福感を得ることはできます。

杉山教授がいいます。

「他の動物だったら脳内物質の影響は固定化されますが、人間は目的意識を持つことができるので、思考パターンも行動パターンも変えることができます。人間と他の動物を区別するのは展望の力、言葉を変えると意思の力です。意思の力が影響力を持つのが人間なので、セロトニンが枯渇しやすい人であっても、前向きになる心がけを持てば、前向きになれます」

幸福感の基盤は、脳を働かせることで構築できるのです。

何がオキシトシンの分泌を促すのか

オキシトシンは、視床下部後葉から下垂体に軸索《じくさく》（1つの神経細胞に通常1本ある突起で、その神経細胞から伸びる最も長い突起であることが多い）を伸ばして投射するホルモンです。神経に働きかけて作用する神経伝達物質と違い、ホルモンなので、中枢神経作用を発揮するには、血液脳関門（血液と脳組織間での物質輸送や、血液中

母親の心と体と連動するオキシトシン

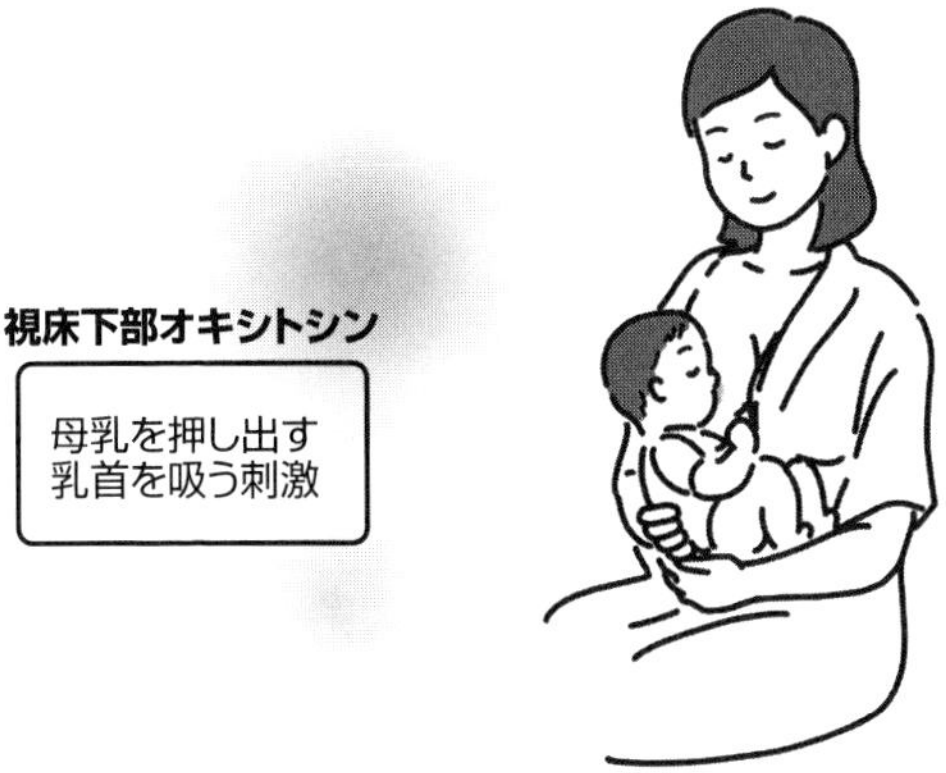
視床下部オキシトシン
母乳を押し出す
乳首を吸う刺激

の病原体や有害物質の脳への侵入を防ぐバリアの役割を担う）を経由することが必須となります。オキシトシンは、ホルモンでもあり、神経伝達物質でもある特異な存在といえるでしょう。

オキシトシンが関与する幸福感は、人と人とのつながりによって得られる喜びや安心です。安定した人間関係はオキシトシンを増やします。

オキシトシンの活躍が際立つのは、出産、授乳、子育てで、オキシトシンは「愛情ホルモン」や「信頼ホルモン」とも呼ばれます。

オキシトシンは愛情や喜び、幸せといった感情を発動させるばかりでなく、乳腺の筋肉を収縮させて母乳を出す作用、分娩時の子宮収縮作用もあります。母親の心とからだは、オキシトシンによって連動するのです。

母親だけでなく、子にもオキシトシンが働くことは、マウスを使った実験で確かめられています。母親から離された仔マウスは母親に対して超音波コールをしますが、オキシトシンあるいはオキシトシン受容体を不完全な状態にした仔マウスは、超音波コールが少ないのです。

コミュニケーションの在りようはオキシトシンの分泌量に関係し、それは人間同士のコミュニケーションにとどまりません。

「ペットと接することでもオキシトシンは増えます。それはそこに双方向のコミュニケーションがあるからで、音楽や香りに癒やされたとしても、オキシトシンがもたらす幸福感ではないと思います」

増尾元教授はそのように見解を述べたうえで、新しい知見を紹介します。

「強い信頼関係がなくても、マッサージをされるとオキシトシンが増えるという研究報告があります。手が触れると、それだけで癒やされるのかもしれません」

ロボット研究の現場では、オキシトシンを研究対象にした人間とロボットの交流実験が行われています。マッサージによるオキシトシンの増加に信頼関係が不要なのであれば、ロボットにマッサージされてオキシトシンが増える可能性もあるでしょう。そうした研究が進むと、心の病気の治療に応用できるかもしれません。

近年はオフィス街にもフットマッサージやもみほぐしのサロンが増えています。オキシトシンが増えることで、15分でも30分でも仕事のストレスから解放されるのであれば、利用する価値のある施設ということです。

ドーパミンは多幸感をもたらす

ドーパミンは中枢神経系の神経伝達物質で、中脳にはドーパミン神経の細胞が数多くあります。闘争・逃走反応（動物が示す恐怖への反応）に深く関係するアドレナリン、ストレスを感じると放出されて交感神経の活動を高めるノルアドレナリンは、ドーパミンから生合成された神経伝達物質です。アドレナリンやノルアドレナリンの前駆体として、闘争・逃走反応やストレス反応に関わっているドーパミンは、動物である私たちが「生き残る」ために獲得した物質なのです。

人間社会において、ドーパミンの重要性はさらに高くなっているといってもいいでしょう。ドーパミンは、運動、思考、学習、記憶、理解、理性、感情、意欲などに関与しているからです。

ドーパミンがもたらす幸福感は、高揚感をともなう達成感の喜びです。ドーパミンの幸福は、成功の幸福といえるでしょう。

仕事をしているのであれば、中脳の腹側被蓋野から側坐核へ投射しているドーパミン神経が活性化されると意欲が湧き、仕事が快調に進みます。その結果として成果が得られると、さらにドーパミンが放出され、高揚感、多幸感に包まれるのです。

ドーパミンの放出↓意欲が湧く↓仕事が進む↓達成感↓ドーパミンの放出↓。このループをつくることが、ビジネス効率を高める際のポイントになります。

ただし、ドーパミンは「取扱注意」の神経伝達物質であることに留意する必要があります。腹側被蓋野から側坐核に向かうドーパミン神経が活性化すると多幸感を得ます。これは覚せい剤と同じメカニズムなので、依存性があるのです。

経営者やビジネスマンのなかにはワーカホリック（仕事依存）になる人がいます。ワーカホリックは、「無趣味」「休日も仕事のことを考えている」「家族や友人と

ドーパミン放出のループ

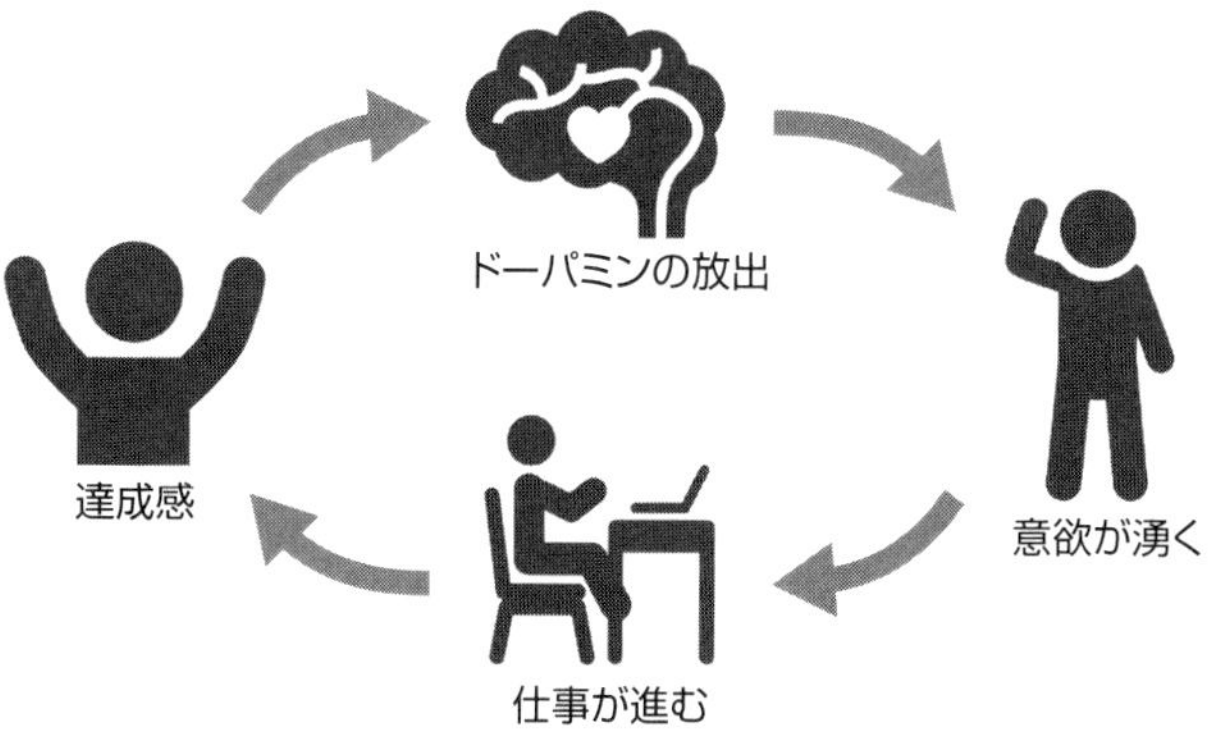

このループをつくることが、ビジネス効率を高める際のポイントになる。

過ごす時間が少ない」「定時より早い出社や残業が苦でない」「健康は二の次で仕事をする」などが、典型的な特徴です。「何かにつけて負けず嫌い」「いつもスマホが気になっている」といったケースも、ワーカホリックであることが考えられます。

ワーカホリックの人は、仕事優先のこれらのことがつらいどころか、無上の喜びなのです。本人はそれで良くても、ワーカホリックは、家族や友人、部下の社員や同僚を苦しめたり、悲しませたりすることがあります。その意味で、ワーカホリックは薬物依存やギャンブル依存に通じます。そして、ワーカホリックには、少なからずドーパミンが関与していると考えられています。ほどよく高い値でドーパミンの放出を維持していれば、ビジネスに限らず、幸せな人生を送ることができるでしょう。

キーワードは心身相関

セロトニン、オキシトシン、ドーパミンが増えると幸せを感じます。すなわち、幸福感を得やすくするには、これらの脳内物質を増やせばいいのです。

まずは脳の血流を良くしましょう。血流が良いと脳が活性化して、セロトニン、オキシトシン、ドーパミンは増えます。ＭＲＩ（磁気共鳴画像診断）では脳の血流を見ますが、脳のある部分の血流が良いということは、脳のその部分が活性化していることと同義です。脳が健やかであれば、幸福感は得やすくなります。

このことに関係するキーワードが「**心身相関**」です。脳には心理や感情に関与する「心」の領域と、「体」を調節する領域をつなぐ神経伝達路があり、互いに影響しあう心身相関が起こります。つまり、体をコントロールすることで脳の働きは良くなり、

幸福感を得るための 11 の方法

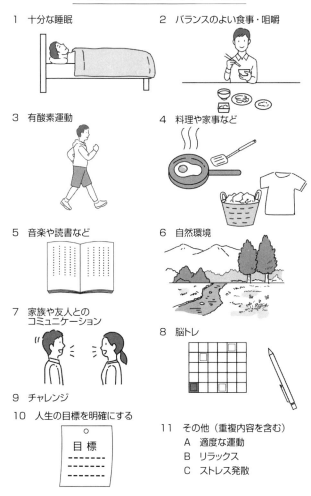

1　十分な睡眠

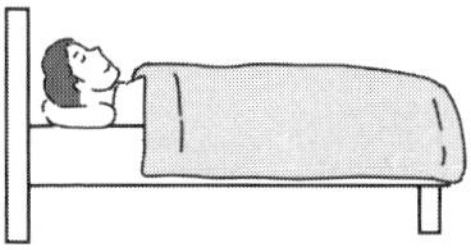

2　バランスのよい食事・咀嚼

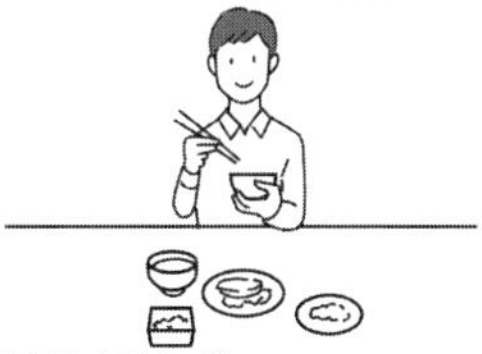

3　有酸素運動

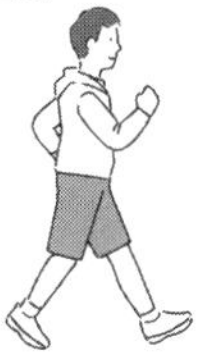

4　料理や家事など

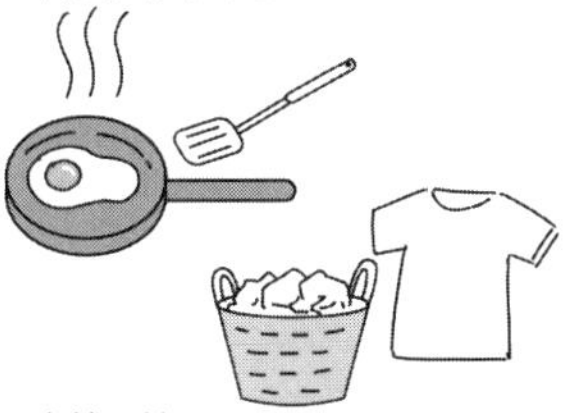

5　音楽や読書など

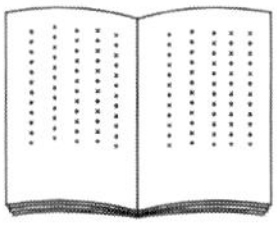

6　自然環境

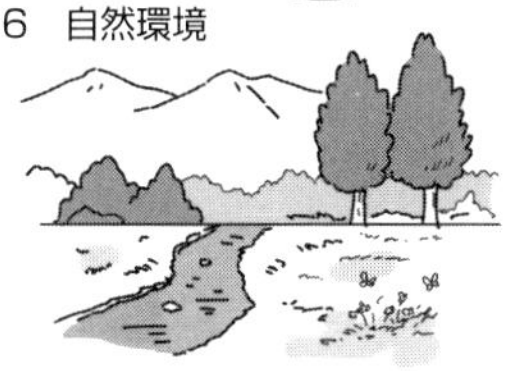

7　家族や友人との
コミュニケーション

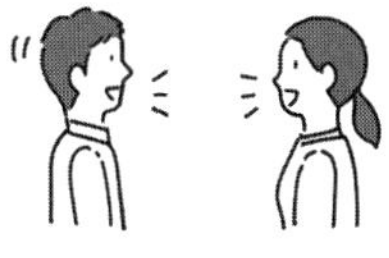

8　脳トレ

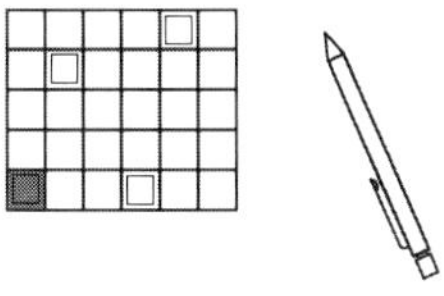

9　チャレンジ

10　人生の目標を明確にする

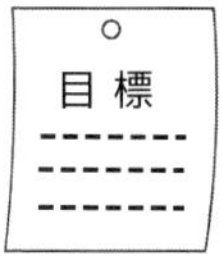

11　その他（重複内容を含む）
A　適度な運動
B　リラックス
C　ストレス発散

幸福感を得ることができるのです。

増尾元教授は、脳を健やかにして幸福感を得るためのトライとして、日常生活で実践しやすい以下の11の方法をあげます（前ページの図参照）。

実践しやすい点が共通していながらも、脳へのアプローチの方法は多彩です。それぞれを解説します。

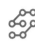

幸福感を得る方法① 十分な睡眠

睡眠はレム睡眠とノンレム睡眠を繰り返し、レム睡眠時は大脳皮質の毛細血管への血流が増加します。このとき、脳はリフレッシュするので、脳を健やかにするには、十分な睡眠を確保することが大切です。

遺伝的にアルコールを代謝する酵素の働きが弱くなければ、適量のお酒は血流を良くします。しかし、寝る前にお酒を飲むことはやめましょう。寝つきが良くなったとしても、眠りの質は悪くなり、早朝覚醒や中途覚醒が起こります。寝酒をすると、脳のリフレッシュが完了しないまま、目覚めを迎えることになるのです。

睡眠時無呼吸症候群も眠りの質を悪くします。睡眠中に呼吸が止まることや、大きないびきが続くことがあれば、睡眠時無呼吸症候群である可能性が高くなります。これらの症状は家族から知らされることでわかることが多いのですが、自覚症状がなくても、日中に強い眠気に襲われることが頻発すれば、睡眠時無呼吸症候群を疑ったほうがいいでしょう。

どのくらいの睡眠時間を確保すれば良いかは、個人差や年齢差があり、一概にはいえません。厚生労働省の「健康づくりのための睡眠指針検討会報告書」にある、「自分にあった睡眠時間があり、8時間にはこだわらない」「寝床で長く過ごしすぎると熟睡感が減る」「年齢を重ねると睡眠時間は短くなるのが普通」が、睡眠時間に対する考え方の原則です。

自分にあった睡眠時間は、すっきりと目覚めることができて、日中の眠気がほとんどないことが目安となります。また、睡眠時間は毎日一定であったほうが睡眠の質は高くなります。

一定の睡眠時間を確保するとき、基準となるのが「**サーカディアン・リズム**」です。

サーカディアン・リズム

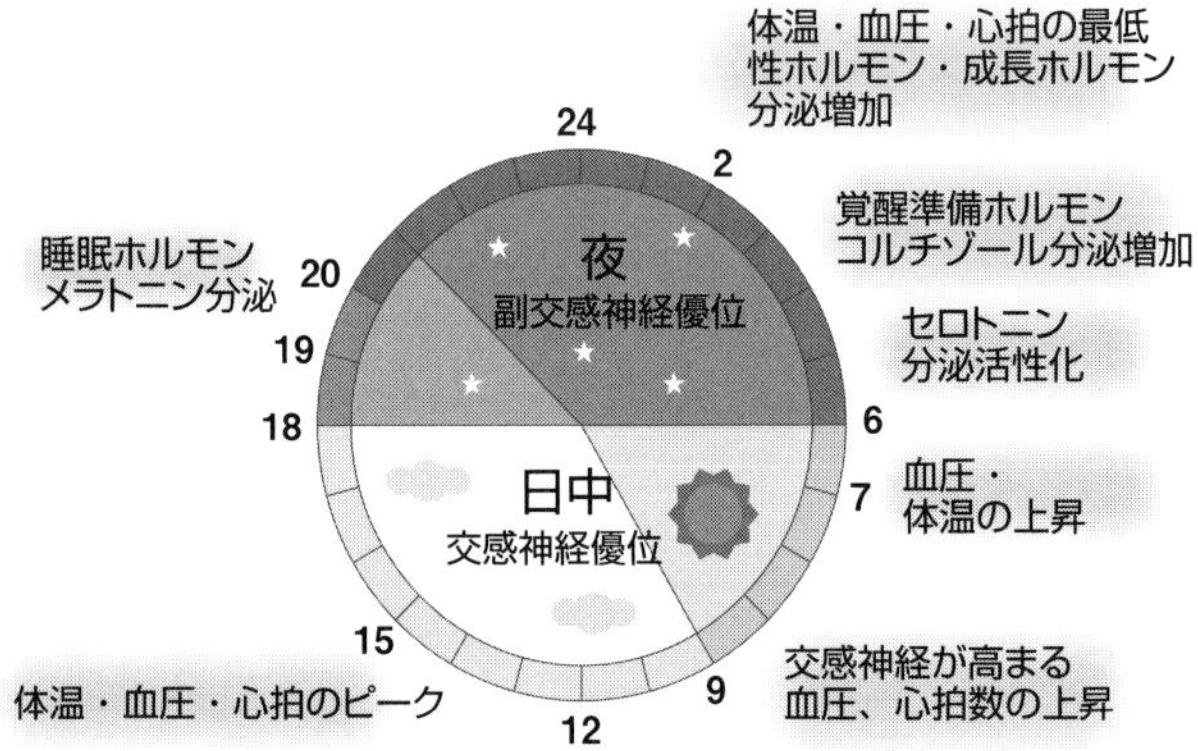

概日リズムとも呼ばれるサーカディアン・リズムは、地球の自転による24時間周期の昼夜変化に同調するリズムで、体温やホルモン分泌などに関与しています。

視床下部の視交叉上核には、サーカディアン・リズムを形成する体内時計が存在します。体内時計の機能を発揮させるために、朝は太陽の光を浴びましょう。そうすることにより、セロトニンの分泌量を増やすことができます。

セロトニンは幸福感の基盤となる神経伝達物質です。早起きして日光を浴びると、なんとなく充実した気分になり、幸せを感じるのは、脳科学の見地から理にかなったことなのです。

太陽の光によって、体が目覚めるとともに、幸福感も目覚めます。しかし、雲が厚ければ光は弱いし、夏至《げし》と冬至《とうじ》では日の出の時間が大きく違います。太陽の光を重視して体内時計を整えるのはむずかしいようにも思えますが、生物は不思議な能力を秘めています。

サーカディアン・リズムは、光や温度変化のない条件で、安静を保った状態においても認められます。それは体内時計細胞の遺伝子の働きによるもので、体内時計は「生物時計」とも呼ばれます。

人間も季節にかかわらず、起床時間を同じにすることで、体内時計は整います。そして、晴れた日は窓を開けるなり、屋外に出るなりして太陽の光を浴びると、幸福感の基盤がつくられるのです。

忙しい人にありがちな睡眠時間の埋め合わせは「逆効果でしかない」と、増尾元教授は注意を促します。

「平日が忙しいからといって、休日に朝寝坊や寝だめをすると不調を招きます」

重要なのはサーカディアン・リズムで体内時計を刻むことで、リズムを乱すと脳に負担がかかります。

休日も平日と同じ時間に起きるのがおすすめです。朝から太陽の光を浴びて、セロトニンを増やしましょう。平日の疲れが溜まっていれば、休日の夜は早く眠りたくなります。すると寝つきが良くなり、睡眠の質が向上するため、レム睡眠とノンレム睡眠の周期が安定し、脳のリフレッシュが進みます。

幸福感を得る方法② バランスのよい食事・咀嚼

生命活動を営《いとな》むためには、主にエネルギーとなる「糖質」「脂質」、主に体をつくる成分となる「たんぱく質」、主に体の調子を整える働きのある「ビタミン」「ミネラル」の5大栄養素をバランス良く摂る必要があります。脳にとってもバランスのよい食事が大切なことはいうまでもありません。

そのうえで、脳の機能を十分に発揮させるために重要な栄養素として注目できるのが「トリプトファン」です。ストレスを緩和し、幸福感の基盤となるセロトニンを増やすには、セロトニンの材料となるトリプトファンをしっかり摂ることです。

トリプトファンは健康維持に欠かせない必須アミノ酸の一種。トリプトファンの含

トリプトファンの含有量が多い食材

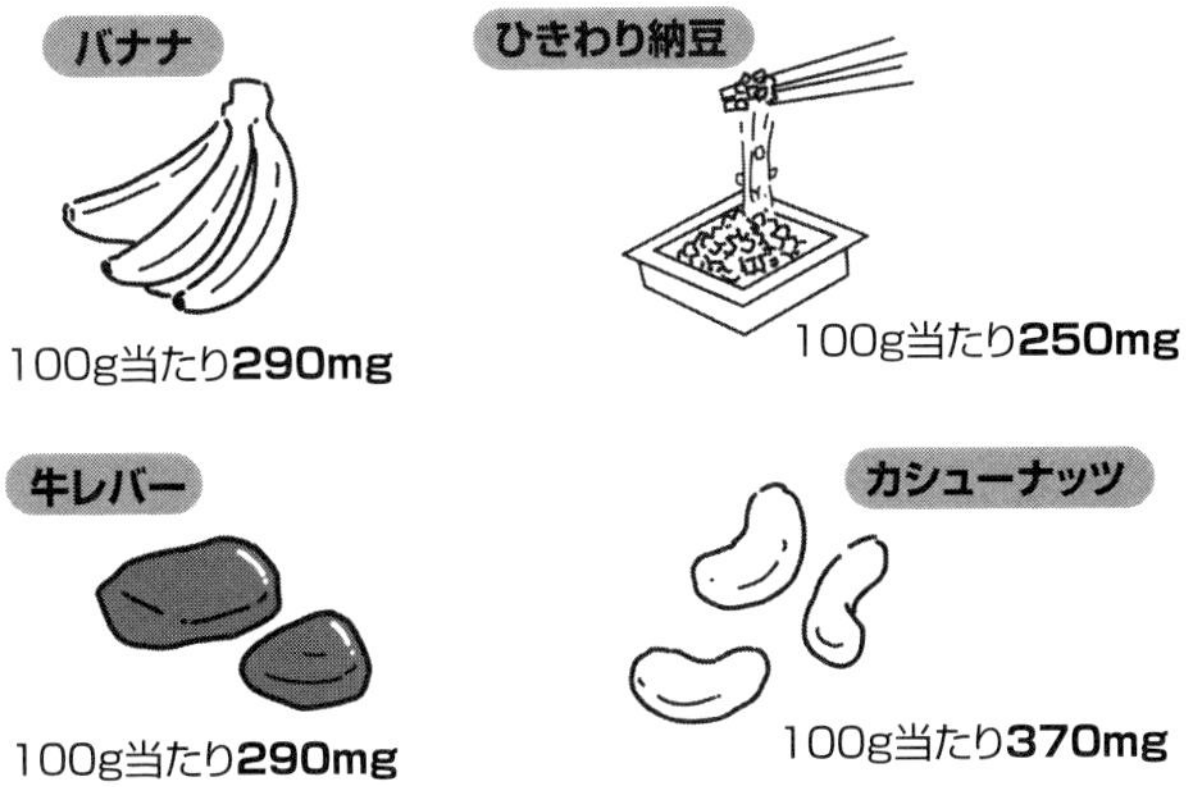

有量が多い食品は、チーズやヨーグルトなどの乳製品、牛・豚・鶏などのレバー、大豆製品、ナッツ類などです。

フルーツではバナナが代表的です。バナナには１００ｇ当たり２９０mgのトリプトファンが含まれており、１００ｇ当たり２５０mgのひきわり納豆、２９０mgの牛レバー、３７０mgのカシューナッツなどとほぼ同等です。

増尾元教授は「朝バナナ」を推奨します。

「朝食でトリプトファンを摂り、日光を浴びるとセロトニンが増えます。バナナは糖質が豊富なのもポイントです。脳は全身で消費するエネルギーの20%を使う

脳腸相関図

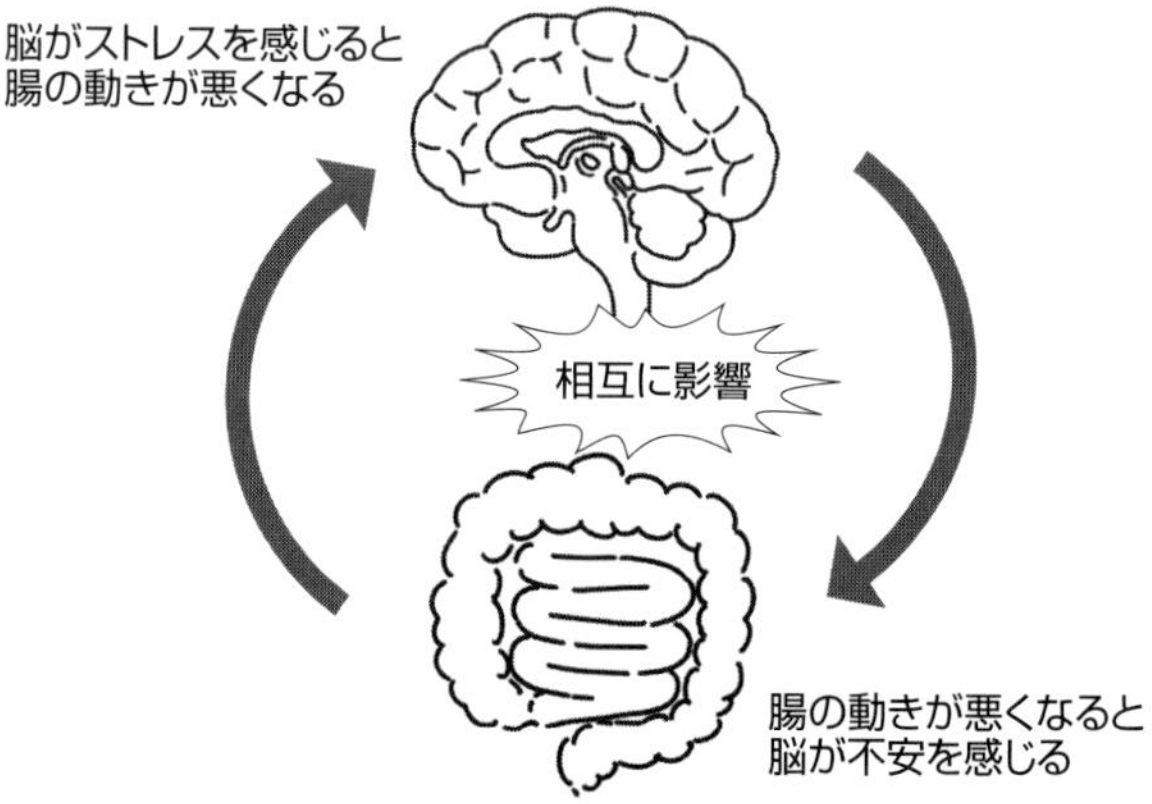
脳がストレスを感じると
腸の動きが悪くなる
相互に影響
腸の動きが悪くなると
脳が不安を感じる

ので、**脳を健やかに保つためには、エネルギー源となる糖質の補給が重要です**」

　バナナには整腸作用のある食物繊維が含まれていることも見逃せません。脳と、独自の神経ネットワークを持っている腸は互いに影響を及ぼし合う「**脳腸相関**」の関係にあり、食物繊維の働きによって腸の状態が良好だと、脳の働きも良くなります。

　スパイスをふんだんに使ったカレーなど、刺激のある食べ物も幸福感につながることが期待できます。激辛カレーを食べると、脳内にドーパミンが放出されます。唐辛子の辛さのもとであるカプサイシンを摂ると、血行が促進され、代謝が良くなるのもポイントです。

カプサイシンを摂ると脳内ではエンドルフィンも放出されます。エンドルフィンはモルヒネの数倍の鎮痛効果があり、高揚感や幸福感をもたらす神経伝達物質です。

イヤなことがあった日は、夕食を激辛料理にしてみましょう。

食事は、よく嚙むことも重要です。

セロトニン神経は、一定のリズムで同じ動きを繰り返す「リズム運動」で活性化します。日常的に、簡単にできるリズム運動が「咀嚼《そしゃく》」であり、セロトニンを増やして幸福感を得る有効策なのです。

また、よく嚙むと唾液のアミラーゼ（消化酵素）が多くなり、消化吸収が良くなります。消化吸収が良くなると消化器の負担が軽減され、脳腸相関によって脳も健やかになります。

幸福感を得る方法③　有酸素運動

運動は、筋肉を収縮させるためのエネルギーを糖や脂肪が酸素とともにつくりだす

「有酸素運動」と、酸素を使わずにつくりだす「無酸素運動」に分けられます。このうち、脳の健康につながる要素を多く持っているのは有酸素運動です。

まず、有酸素運動は炎症物質のアディポサイトカインを分泌する内臓脂肪を減らします。アディポサイトカインにはさまざまな種類があり、いくつかは糖尿病、高血圧、脂質異常などの生活習慣病の発症と進行に大きく関係します。アディポサイトカインには、視床下部の満腹中枢に働き、食欲を抑制するレプチンのように、生活習慣病の予防効果を持つものもありますが、総合的に考えると内臓脂肪は減らすことが健康につながります。

アディポサイトカインが引き起こす高血糖、高血圧、脂質異常はいずれも動脈硬化の原因となり、動脈硬化は血流を悪くします。血流が悪いと脳にも悪影響を及ぼすため、脳を健やかにするためには、日常的に有酸素運動を行うことが重要なのです。

有酸素運動を始めると約5分でセロトニンの分泌量が増えます。分泌は20～30分でピークを迎えるので、有酸素運動は20～30分継続すると効果的です。

有酸素運動には、ウォーキング、ジョギング、エアロビクス、サイクリング、水泳などがあります。ウォーキングやジョギングは特別な設備や用具を必要としません。

有酸素運動とセロトニンの分泌量

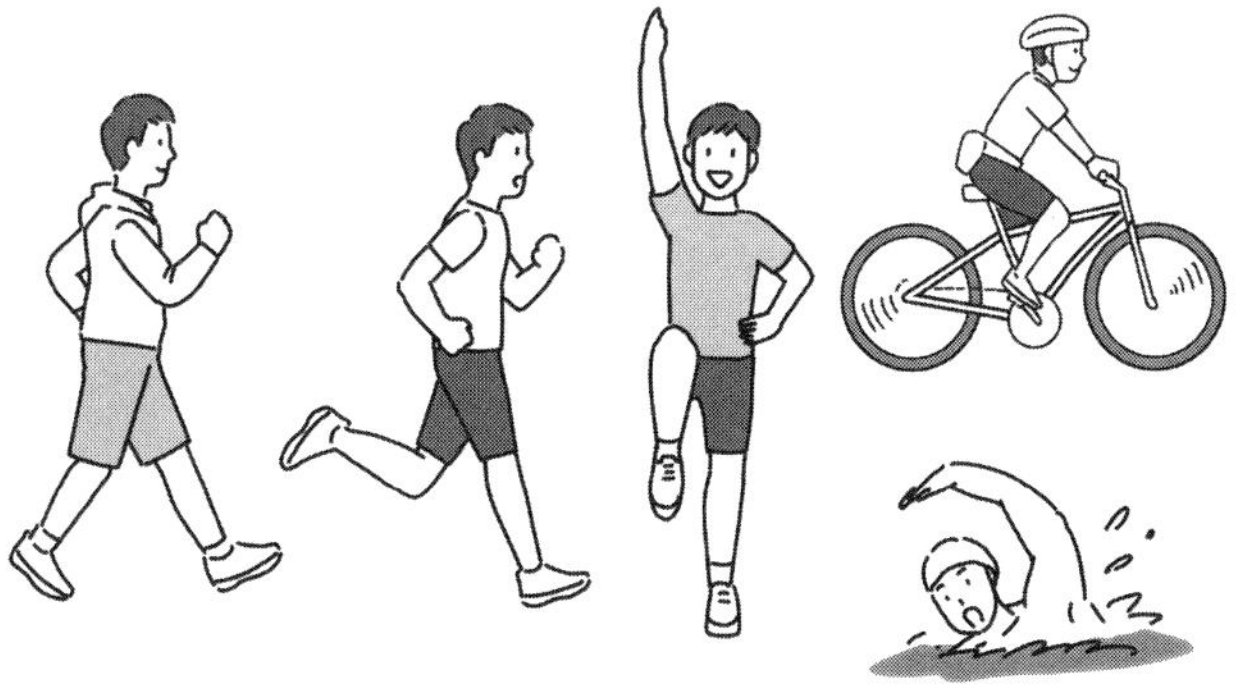

有酸素運動（ウォーキング、ジョギング、エアロビクス、サイクリング、水泳など）を始めると約５分でセロトニンの分泌量が増え、20 〜 30分でピークを迎える。

運動の習慣がないとしても、すぐに生活に取り入れることができます。

有酸素運動で適度な疲労を残すと、寝つきがよくなり、睡眠の質が上がります。レム睡眠中に大脳皮質への血流が増加すると、大脳皮質では必要な酸素、栄養と、不要になった二酸化炭素、老廃物の活発な物質交換が行われます。物質交換とはすなわちリフレッシュであり、適度な疲労を残す有酸素運動は、質の良い睡眠をもたらすことで脳のリフレッシュを後押しします。

入眠障害の患者に対して、１日７０００歩のウォーキングを推奨する精神科医がいます。質のよい睡眠を得るための、有酸素運動の強度の目安となるでしょう。

だれもが経験できるわけではありませんが、走った後や走っている最中に、強い幸福感に包まれるランナーズハイという状態があります。肉体的に疲れてはいても、どこまでも走っていける感覚や、爽快感を得るのです。

ランナーズハイについての研究が始まった当初は、ランナーズハイは脳内でエンドルフィンが放出されることによって起こると考えられていましたが、近年はドーパミンやエンドカンナビノイドシステム（全身にネットワークとして働く中枢神経系の調整因子）が関係しているという説もあり、発生のメカニズムは解明されていません。ただ、苦しさを感じる、一定以上の負荷をかけて走ることにより、ランニングハイが訪れることは確かなようです。

ランナーズハイはジョギングやマラソンばかりでなく、自転車こぎやボートこぎなど、広く有酸素運動がもたらす幸福感です。

幸福感を得る方法④　料理や家事など

料理はとても脳を使う作業です。

たとえば、夕食をつくるとして、まず、献立の構成を考えます。朝食と昼食を思い出し、なるべく違う料理で、栄養バランスのとれたものにしようと考えるでしょう。脳は記憶と知識を呼び出すために働きます。

献立が決まれば、脳は材料のことを考えます。冷蔵庫にこれは残っていたはずだから、これとこれは買ってこよう。料理の準備段階においても、神経細胞のネットワークは情報処理を行っています。

材料を切る、加熱する、味つけをするといった料理の過程は、どれも高度な知的作業です。これ以上、煮込んだらジャガイモが煮崩れる。塩はひと振りにとどめておかないと塩辛くなってしまう。こんなふうに、料理は未来予測の連続なのです。

料理をするということは、その食事においては外食をしないということです。脳の健康のためには、これもポイントになります。

脳を健やかにするためには、糖質、脂質、たんぱく質、ビタミン、ミネラルの5大栄養素をバランスよくとる必要があり、トリプトファンやカプサイシンといった成分も重要であることは前に述べた通りですが、自分で料理をすればこれらをコントロールすることができます。外食で栄養バランスや有効成分をコントロールするとしても限界があるでしょう。

家事全般も料理と同様、脳を使います。

掃除の基本には「上から下へ」（ホコリをはらう）、「奥から手前」（ホコリやゴミを掃き出す）などがありますが、これらも脳が計算することによって決まります。計算力によって作業の質的向上が図られることは、洗濯、育児・介護、家計管理などにも当てはまり、すべての家事は脳を健やかにするのです。

さらに強調したいのは、家事とは総じて有酸素運動であることです。

運動強度の単位に「メッツ」（METs）があります。安静時（静かに座っている状態）を1としたとき、それぞれの身体活動が何倍のエネルギーを消費するかで、運動強度を示します。

家事活動のメッツ表

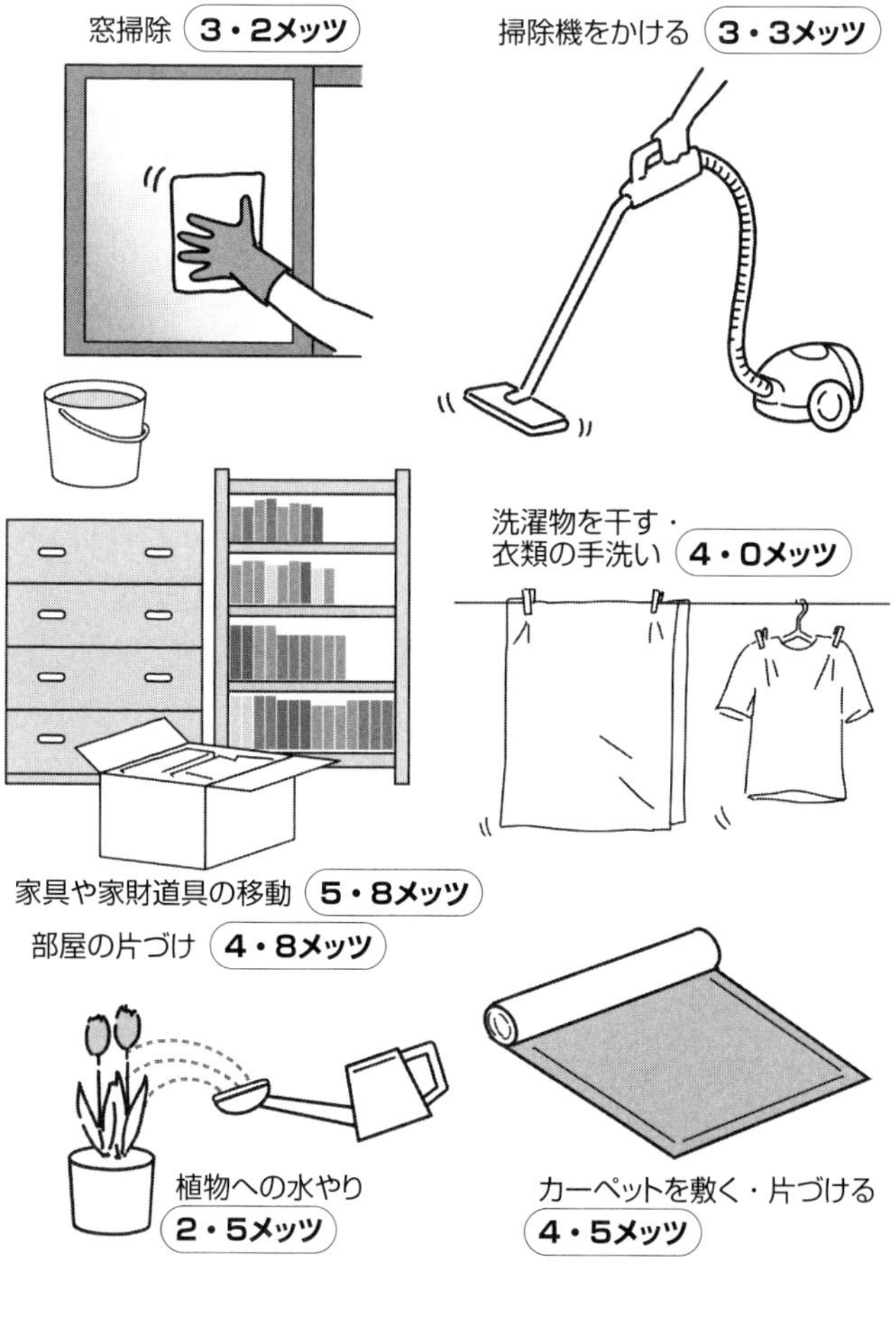

窓掃除 3・2メッツ
掃除機をかける 3・3メッツ
洗濯物を干す・
衣類の手洗い 4・0メッツ
家具や家財道具の移動 5・8メッツ
部屋の片づけ 4・8メッツ
植物への水やり
2・5メッツ
カーペットを敷く・片づける
4・5メッツ

国立健康・栄養研究所が発表している「改定版・身体活動のメッツ表」には、身体活動が細分化され、それぞれのメッツが示されています。たとえば、「ジョギング」は7メッツ、「レジャーや通勤で自転車に乗る（時速約16km未満）」は4メッツ、「カートを使うゴルフ」は3・5メッツなどです。

前ページの図のようにメッツ表の項目には家事もあります。

家事は、ジョギング、サイクリング、ゴルフなどを引き合いに出せるほどの運動強度のある有酸素運動なのです。

家事をすると脳内のセロトニンが増え、幸せを感じやすくなります。

幸福感を得る方法⑤　音楽や読書など

認知症の改善や、進行の抑制を目的として、患者にとっての「思い出の曲」を流すという治療法が試みられることがあります。

多くの場合、認知症は、「短期記憶」（その日に食べたものなど、直近の記憶）、「長期記憶」（自分の経歴など、年単位や月単位の過去の記憶）、「エピソード記憶」（旅行の思い出など、体験した出来事の記憶）、「意味記憶」（言葉の意味など、知識・情報についての記憶）、「手続き記憶」（自転車の乗り方など、体が覚えている記憶）の順で記憶障害が進みます。**記憶は、「いつ」記憶されたかではなく、「どのように」記憶されたかが重要**なのです。

音楽は過去の記憶と結びつきやすく、「思い出の曲」は長期記憶を呼び起こすきっかけや手助けになります。音楽は、音程、リズム、音色、歌詞など、情報が多彩なので、長期記憶を司る大脳皮質を刺激するのでしょう。

音楽療法は、認知症の治療にとどまりません。健康の維持、心身の障害の機能回復などを目的として、障害の有無は問わず、幅広い年代を対象に行われています。

効果には、不安や痛みの軽減、精神的な安定、リラクゼーションなどがあり、音楽を聴くことで脳は活性化すると考えられています。

アメリカの牧師にして随筆家であるサミュエル・マッコード・クローザーズは１９１６年、「読書療法」（Bibliotherapy）を提唱しました。「読書は人々が抱える心理的な問題の解決に効果がある」という考え方です。欧米では読書療法の研究が進み、２０１３年６月にはイギリス政府公認で、医師がうつ病などの精神疾患の患者に対して、

「本」を処方する医療システムが始まりました。

読書は脳を健やかにします。**本を読むと、視覚認知の中枢である後頭葉や、思考や創造性を担う前頭前野など、脳のさまざまな部位が活性化する**のです。黙読よりも音読のほうが脳を活性化させるという研究報告もあります。

読書をすると知識が増えて、視野が広がります。コミュニケーションをとる際のアウトプットが増えて、対人関係が豊かになります。

年齢を重ねても好奇心旺盛で、学びの精神を失わず、読書を楽しむことが、幸福感を得ることにつながるのです。

音楽、文学、美術、演劇、映画……。芸術は脳を活性化させます。

都市生活にストレスを感じたら、美術館に行ってみましょう。街なかにあっても、美術館は静けさに包まれているのがポイントです。都市の騒音は側頭葉にある扁桃体を刺激するため、コルチゾールなどのストレスホルモンの分泌が高まり、ストレス反応を起こします。美術館は、脳にとってのオアシスといえるでしょう。

一般的に、美術館に足を運ぶときは、好きなアーティストの個展や興味をひかれる企画展など、目的がはっきりしています。しかし、脳を健やかにするためには、展示作品に予備知識のない状態で、ふらりと訪ねるのもよいのです。

未知の芸術表現に触れると、脳は思考します。抽象絵画などには、一見しただけでは理解できないものもあるでしょう。それでも、そこには「美」があるはずと考え、無心で作品と向かい合っているうちに、突然、美のイメージが明確な像を結ぶことがあります。そんなときは、アルキメデスの原理をひらめいて「ユリイカ！」と叫んだアルキメデスのように、幸福感に包まれるのです。

幸福感を得る方法⑥　自然環境

2001年、米イリノイ大学の研究チームは、注意力と自然環境のつながりに関する論文を発表しました。注意欠陥障害（過去に使用されていた診断名で、現代の診断基準では、注意欠如・多動症）の子どもを対象とした研究であり、論文には「緑地や自然にアクセスすると、都市部の子どもたちの平常心・自制心・自己規律が高まった」「緑の環境を眺めることでも、同様の効果がある」「自然との接触は、子どもたちの集団における注意機能をサポートする可能性がある」というような調査結果や仮説がまとめられています。

自然環境、わけても森林の緑は、脳に対して好ましい作用があり、エビデンスが多いのは**フィトンチッドの効果**です。

フィトンチッドは、植物が微生物から身を守るために放出する、殺菌力のある揮発性物質です。森林の堆積物には動物の死骸や排泄物なども含まれていますが、フィトンチッドの殺菌・消臭効果によって、森林は心地よい香りに包まれています。

フィトンチッドは人体にも有益で、脳に与える効果には、次のようなものがあると考えられています。

脳内のα波を増加させて、気分を落ち着かせる
自律神経のバランスを整える
睡眠の質を向上させる
ストレスを軽減させる
怒りや緊張を和らげる

自然界における主な1／fゆらぎ

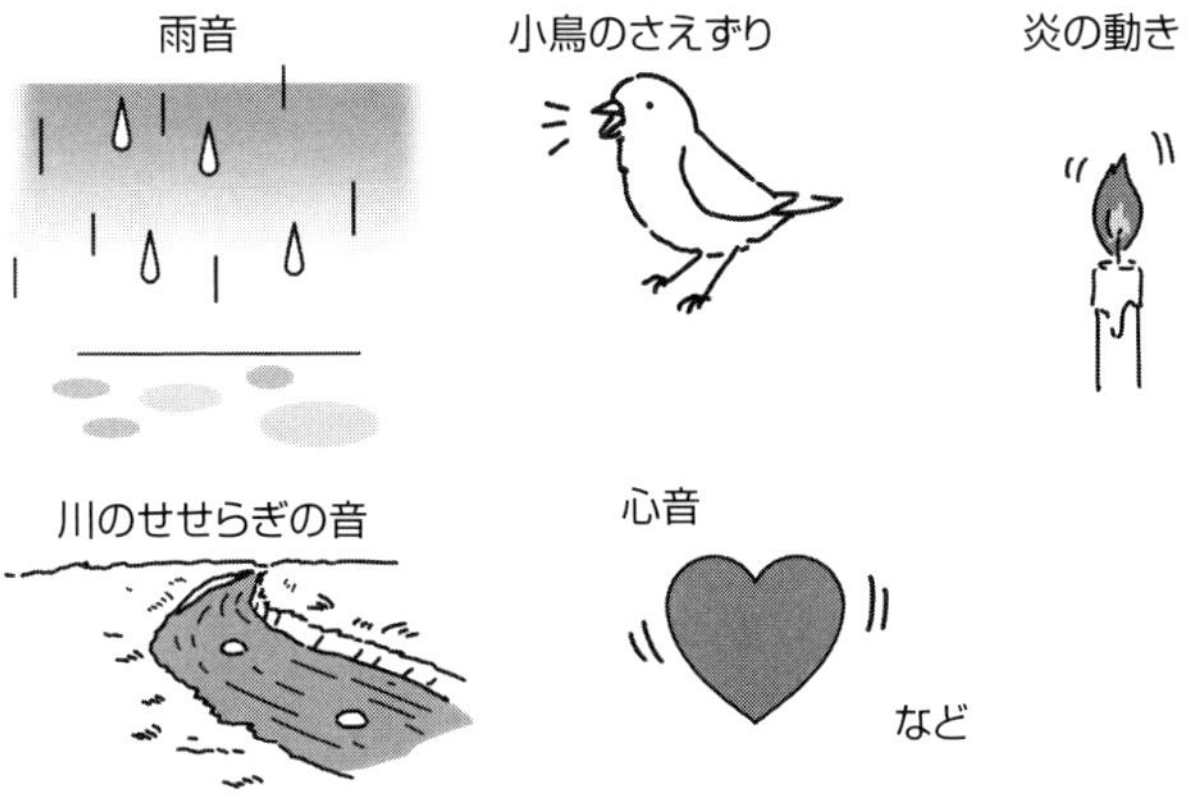
雨音
小鳥のさえずり
炎の動き
川のせせらぎの音
心音
など

何も予定がない週末は森を歩きましょう。脳がリフレッシュして、ウィークデーのパフォーマンスがアップします。

海でも、脳は癒されます。それは、波の音に「**1／fゆらぎ**」（エフぶんのいちゆらぎ）があるからです。

1／fゆらぎは、規則性と不規則性がほどよくミックスされたゆらぎで、ろうそくの炎、木漏れ日、木の葉が擦れる音、小川のせせらぎ、小鳥のさえずり、風鈴の音などがあります。1／fゆらぎには、心を落ち着かせる効果があります。電車に揺られていると眠気を催《もよお》すのは、電車の揺れが1／fゆらぎだからです。

浜辺で波の音に集中すると感じるので

すが、波の音はかなり大きく響きます。しかし、1／fゆらぎによって、騒音には感じません。

波の音は母の胎内音に似ているといわれます。ビーチから海を眺めていると、ただそれだけで落ち着いた気持ちになるのは、そこに理由があるのかもしれません。

幸福感を得る方法⑦　家族や友人とのコミュニケーション

オキシトシンは哺乳類にとって非常に重要なホルモンです。出産時には子宮を収縮させて分娩を促し、授乳時にも分泌量が増えます。もちろん、ヒトが出産や育児をする際にも分泌され、「愛情ホルモン」といえばオキシトシンを指します。

オキシトシンは母子間以外でも、スキンシップによって分泌されます。特に配偶者や恋人と、「手をつなぐ」「抱き合う」「キスをする」「性交渉をする」ときはオキシトシンが大量に分泌され、幸福感に包まれます。

悩みがあるときや精神的なダメージを受けたとき、ふと「温もりがほしい」と感じます。それは比喩ではなく、脳がそばにいてくれる人の体温を求めているのです。

マズローの欲求5段階説

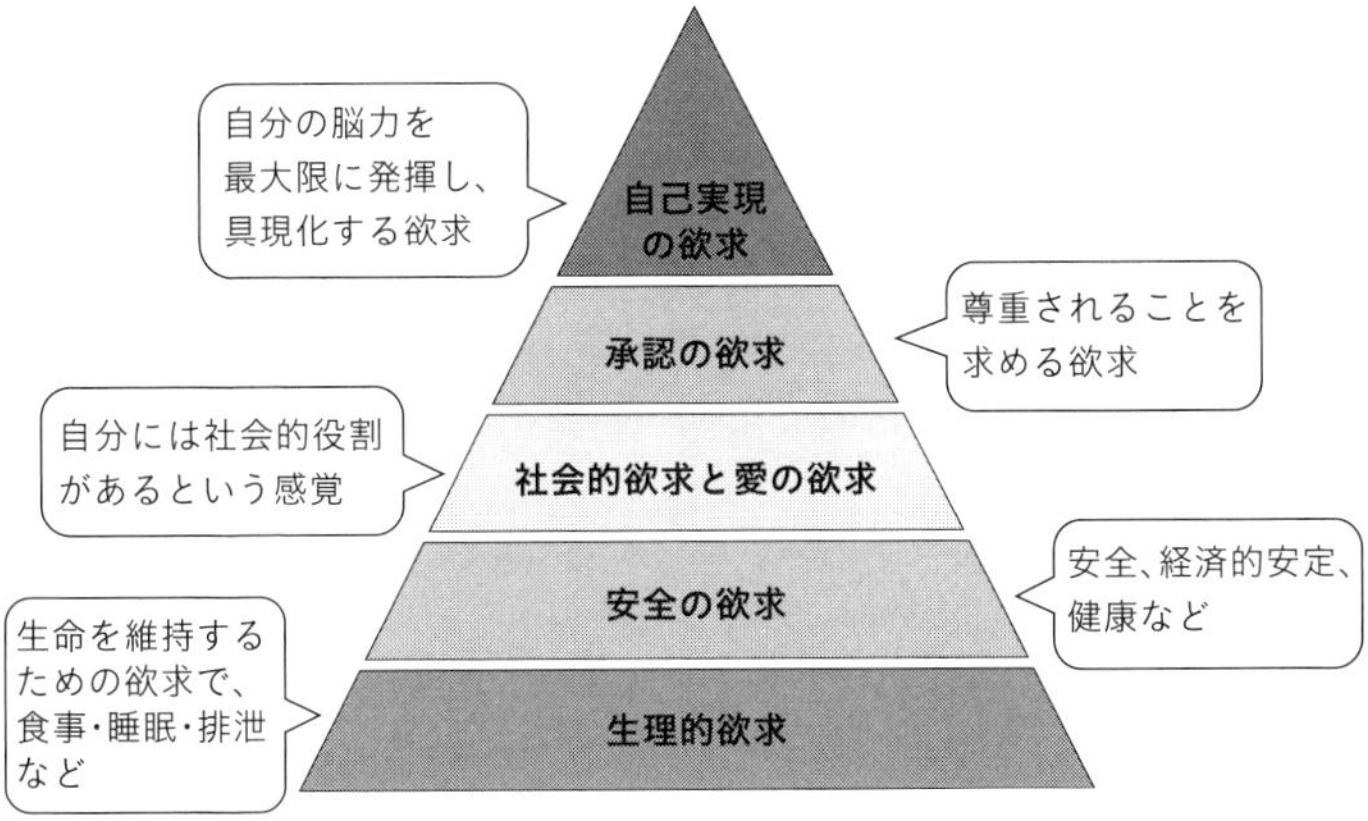

授乳の際、母は子に母乳を与えることでオキシトシンの分泌が増え、幸せを感じます。愛情を込めてペットの世話をするとき、飼い主はオキシトシンを分泌し、幸福感を得ます。つまり、**相手を思いやる気持ちが、幸せを呼ぶ**のです。家族や友人と過ごすときは、相手を思いやることを優先しましょう。それは相手が幸せを感じるためであるとともに、自分が幸せを感じるためでもあるのです。

家族や友人とのコミュニケーションによって幸せを感じるのは、「社会的欲求と愛の欲求」や「承認の欲求」が満たされるからでもあります。

アメリカの心理学者、エイブラハム・

ハロルド・マズローは人間性心理学の「**自己実現理論**」において、人間の欲求をピラミッド状の5段階の階層で理論化しています。

5つの階層は、前ページの図の通りです。

5段階は下層ほど原始的欲求で、上層ほど高次な欲求になります。「生理的欲求」は自分だけで満たすことができますが、「社会的欲求と愛の欲求」や「承認の欲求」は、他者の存在がなければ満たされません。家族や友人はこれらの欲求を満たしてくれる存在であり、健やかな脳であるために大切な存在です。家族や友人とのコミュニケーションがまったくなければ、「社会的欲求と愛の欲求」や「承認の欲求」を満たすことは困難で、孤独感、劣等感、無力感に苛《さいな》まれます。

幸福感を得る方法⑧　脳トレ

2019年5月、イギリスのエクセター大学とキングス・カレッジ・ロンドンは学術誌の「国際老年精神医学ジャーナル」に、「クロスワードパズルや数独などを定期的に取り組む50歳以上の人は、そうでない人に比べて、注意力、推論力、記憶力の評価が優れている」という研究結果を発表しました。「脳トレ」の習慣は、脳を活性化させると考えていいでしょう。

脳トレをすることで、生活における思考の幅が拡がることも期待できます。

たとえば、数独は虫食い状態になっている9×9のマスに数字を入れていくパズルですが、解くためのポイントは、さまざまなアプローチを探ることです。限られたアプローチに固執すると正解に至りません。難問の場合は、それが顕著です。

ビジネスで成果が上がらないときは、どれだけの改善策を思いつき、試すことができるかが重要となります。これまでのやり方に固執することで、ビジネスチャンスを逃すこともあるのです。数独を解くための柔軟な発想は、生活のいろいろな場面で必要といえるでしょう。

一般的に脳トレには、クロスワードパズル、数独、間違い探し、穴あきしりとり、ジグソーパズルなど、多くの種類があります。将棋、囲碁、オセロなども脳のトレーニングメソッドです。さまざまな脳トレに挑むと、脳のさまざまな部位が活性化します。

指先を動かす3D立体パズルには、クロスワードパズルや数独にはない効果があります。手は脳と深く関係しており、指先を動かすと脳の血流量が増加するのです。全国には、マージャンのできるサービス付き高齢者向け住宅などが1300施設以上あります（2023年2月現在）。マージャン卓を備える目的は、コミュニケーションの場にするとともに、指先を動かすことによる脳の活性化もあるのでしょう。

話は脳トレから横道にそれますが、手や指の発達は脳の発達に影響するため、子どもの手指の発達を促すと、脳も発達します。手や指を使うおもちゃで遊ぶ、コップ、フォーク、箸などを自分で持って食事をする、自分で着替えをするといった乳児期・幼児期の経験・習慣は、その後の人生において重要な意味を持つのです。

脳に刺激を与える方法を、私は大きく2つに分類しています。体（五感）に刺激を与えることで脳を活性させる**物理的刺激**と、脳に思考や想像といった刺激を与えることで脳を活性させる**情報的刺激**です。特に情報的刺激は、脳を活性させます。前述した思考が伴う方法は情報的刺激です。また、指先を動かすなどの方法は物理的刺激です。

脳トレをしている時間がないほど忙しい。そんなときは日常生活に脳トレを取り入れましょう。たとえば、スーパーやコンビニで買い物をする際に、この商品がつくられるまでには、どんな人が関わってきたのだろう、どんな思いでつくったのだろうと想像することは、とても良い脳トレです。思考が深まります。

幸福感を得る方法⑨　チャレンジ

チャレンジとは、脳が未体験の領域で働くということであり、それ自体が脳を健やかにします。繰り返し述べてきたように、健やかな脳は幸福感を得るので、幸せを感じるには、チャレンジすることです。

チャレンジする対象はいくらでもあります。英会話ができるようになる。芥川賞受賞作を読破する。フルマラソンを完走する。――これらに似た考えを持ったことがあり、実現できていないのなら、なぜできていないのかを考えてみましょう。

会社に勤めながら、外国語の習得はできない
200作品近くあるのだから、途中で挫折しそう
いままで5キロを走ったこともないのに無理

チャレンジする前に、脳がストップをかけてはいないですか。

多くのことは「できない」と思うことによって、「できない」が確定します。いままでチャレンジすることに躊躇してきたとしたら、あなたのポテンシャルは、あなたが思っているよりも大きいはずです。「できない」から「できる」へ思考を変えることによって、チャレンジを実行することになります。チャレンジが「できる」自分がいたことを知ると、自信がつきます。自信は目標へ進む力となり、目標を達成すると脳内ではドーパミンが大量に放出されます。

チャレンジすることによって、幸福感は得られるのです。

会社組織などでは、与えられた仕事を自発的にチャレンジの対象と捉えることが大切です。「やらされている」と感じるのではなく、「やってみせる」と考えることにより、パフォーマンスは向上します。仕事中や仕事を終えた後の不快な疲労感もなくなります。その結果、自分の仕事をやり遂げることとなり、「サルの脳の幸せ」(集団での居場所がある)を感じることでしょう。

仕事に限らず、チャレンジには前提となる心得があります。

脳神経科学における臨界期

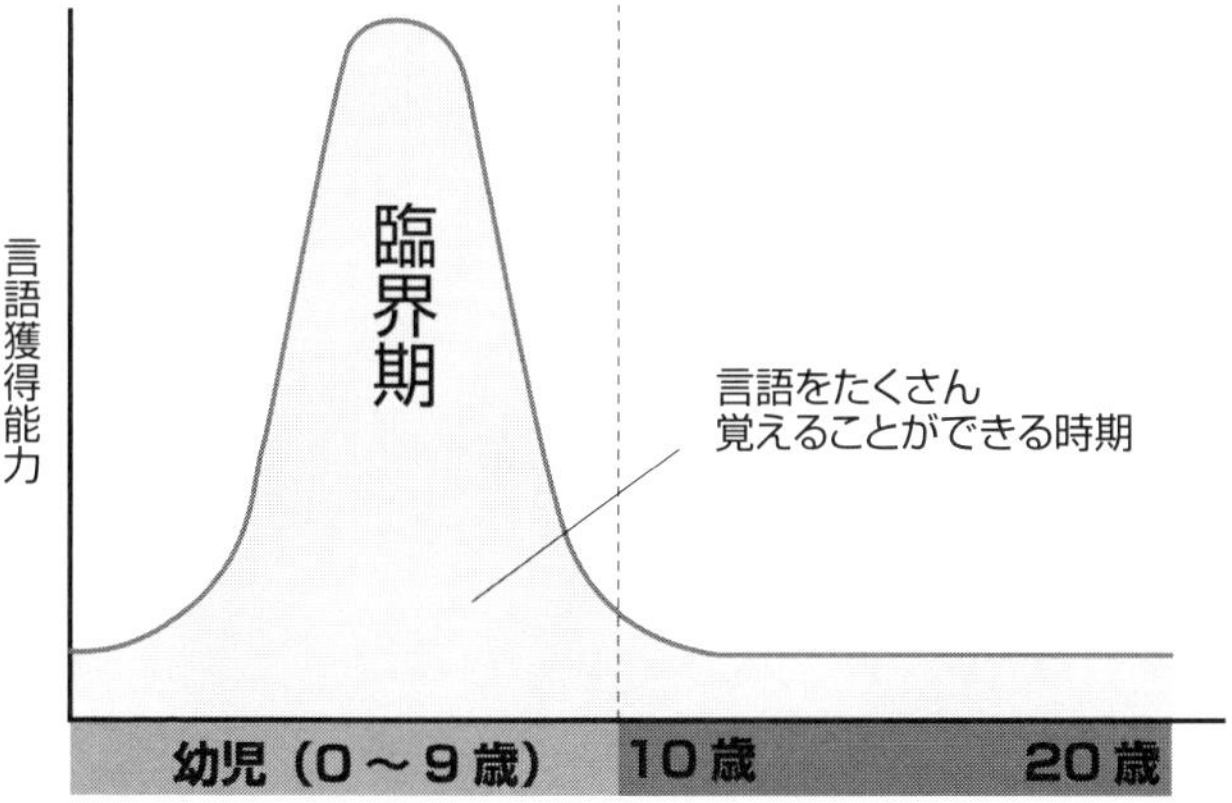

それは、簡単にあきらめてしまわないことです。脳は、慣れないことに苦手意識を持つようにできています。何ごとも苦手意識があれば、当初はうまくできなくて当然です。この脳の仕組みを理解することは、極めて重要です。

脳は、生涯一定のペースで学習が進むのではなく、学習が急速に進む段階があります。多くの研究者は、脳の発達には、経験に応じて神経回路網の**可塑性**《かそせい》（外力を加えて変形させ、力を取り去ってももとに戻らない性質）が一気に変化する「**臨界期**《りんかいき》」があると考えています。

脳神経科学において臨界期は、母国語の習得に関わる神経回路など、生後の限られた時期を対象に語られますが、おとなも**特定の学習を続けると、ある時点で急速に理解が進むことがあります。**脳が苦手意識を持つタスクでも、続けているうちに、学習効果が発揮されるようになります。そして、そのとき、脳は幸せを感じます。

チャレンジの極意は、続けることなのです。

幸福感を得る方法⑩ 人生の目標を明確化する

ヒトの脳だけが獲得した幸せの代表が「展望」です。前頭前野が大脳の約30％を占めるほど大きくなり、「考える」ことが高度化したことにより、ヒトは、実態のない未来をイメージすることができるようになりました。その意味で「人生の目標を明確にする」ことは、幸福感を得るためのトライとして、ホモ・サピエンスに最もふさわしいものに思えます。人生の目標は、幸福感を得るためのトライとしてここまで取り上げてきた、睡眠、食事、運動、自然環境などとは違い、客観的な基準がありません。主観的に決めるのが人生の目標であり、だからこそ、深く思考しなければ、人生の目標は曖昧模糊《あいまいもこ》としたものになります。

マズローの「自己実現理論」において、5段階のピラミッドの最上階は「自己実現の欲求」です。食べるものに困らず、安全に生活できて、人間関係にも恵まれ、自分が尊重されると、「自分らしく生きたい」「自分でなければできないことを成し遂げたい」という最上階の欲求に至るのです。「自己実現の欲求」は「人生の目標を明確にする」ための、1つのヒントになるでしょう。

あなたの人生が帰属しているのは世界中であなただけなのですから、**人生の目標はフリーハンドで描くものです**。絵筆を存分にふるうためには、何より健康が大事なのであり、家族や友人の支えも必要です。芸術に触れて感性を磨き、読書を通して知識を深めることも大切です。すなわち、脳を健やかにして、幸福感を得るためのトライを積み重ねる先に、人生の目標はあります。

幸福感を得る方法⑪　その他〈適度な運動・リラックス・ストレス発散〉

11番目のトライは、コンサートにたとえるなら、壮大な交響曲の後、アンコールで奏される小品ですが、親しみやすい（取り組みやすい）ものです。

まず、適度な運動です。有酸素運動の項と重複しますが、ウォーキング、ジョギング、エアロビクス、サイクリング、水泳などの運動は、幸福感の基盤であるセロトニンの分泌量を増やします。また、運動がもたらす適度な疲労によって睡眠の質が上がると、脳はリフレッシュします。

運動には血行を促進する効果があるため、脳の血流量も増えます。運動をすると筋肉がついて、基礎代謝が高くなり、生活活動のパフォーマンスが上がります。

続いて、リラックスすることも大事です。情報量の多い現代社会では、副交感神経よりも交感神経のほうが優位になりがちで、交感神経がつねに優位となる過覚醒になると、動悸、肩こり、頭痛、胃痛、腹痛、睡眠障害などを引き起こします。当然、脳を健やかに保つことは困難になります。1日のなかにリラックスできる時間を多くつくり、特に夜は好きなことをして、ゆったりとした気分で過ごしましょう。

ただし、寝る前のスマホはおすすめできません。動画やSNSでリラックスするということもあるでしょうが、問題はスマホの画面から出るブルーライトです。ブルーライトは紫外線の次に波長の短い光で、太陽光のほか、LEDによるスマホ、PC、テレビなどの液晶画面にも多く含まれています。

寝る前にスマホの画面を見ると、ブルーライトを太陽光と勘違いした脳は昼のモードとなります。本来、睡眠時は副交感神経が優位になるのですが、脳が昼のモードになっていると、交感神経から副交感神経への切り替えが遅れます。自律神経のバランスが崩れると心身に悪影響を及ぼし、脳の働きも悪くなります。

もう1つ、ストレスを発散することも大切です。強いストレスを感じると、前頭前野の機能が低下し、感情を抑えられなくなる、ふいに不安に襲われたりするといった障害が起きます。また、慢性的なストレスはうつ病などの発症リスクを高めます。

増尾元教授は、産業技術総合研究所（産総研）健康工学研究センターの精神ストレス研究チーム長を務めていた2008年、コーヒーの香りにストレス緩和作用があることを発見し、米国化学会の学会誌に研究内容を発表。香りによる脳内物質の発現変化を明らかにした例は世界でもめずらしいということで、学会のホームページに掲載されることとなり、ワシントン・ポストやニューヨーク・タイムズなどで報道されました。その後、増尾元教授たちの研究グループは、ヒノキ、ラベンダー、タイム・リナロールなどの香りが脳に作用し、ストレスを抑制することを証明してきました。

増尾元教授が回想します。

「コーヒーアロマの研究を始めた当時、コーヒーの研究といえば、カフェインの作用に関するものばかりでした。着眼点を変えて、ラットにコーヒーの香りをかがせる実験をしたところ、生まれて初めて知覚した香りであるにもかかわらず、脳内ではさまざまな遺伝子やたんぱく質の発現量が変化したのです。ストレスを受けるとＮＧＦＲ（神経成長因子の受容体）は減少しました。しかし、コーヒーの香りをかいでいると、ストレスを負荷してもＮＧＦＲは減少しなくなることがわかりました。ラットが好むのは、コーヒー豆のなかでもコロンビア種といわれています。これはあとから知ったのですが、人の場合もコロンビア豆の香りを好む人が多く、喫茶店でブレンドする際もコロンビア豆をベースにすることが多いそうです」

ブレイクタイムにコーヒーが欲しくなる理由は、脳科学で説明がつくのです。

効果的なストレス発散法は、人それぞれです。アクティブに活動することでストレスを発散する人もいれば、家でのんびり過ごすほうが良い人もいます。人とのふれあいがステレス解消になる人もいれば、ひとりで過ごすほうが合っている人もいます。

自分に合うストレス発散法を見つけましょう。

第4章

幸せ獲得の戦術レベルを上げる

幸せのために戦うアスリート

幸福感を得ることを競技スポーツに当てはめてみましょう。

日常的に「11のトライを実践する」（トレーニングをする）ことで、試合に臨《のぞ》むことが可能なアスリートの肉体とメンタルを維持することができます。

競技スポーツは試合に勝つことによって楽しさや喜びが大きくなります。そのためにアスリートは戦術を練ります。

心置きなく「幸せを実感する」（試合に勝つ）ためには、戦術を練る必要があります。また、戦術のレベルが上がると、生活の「さまざまなシーンで幸せを実感する」（勝率を上げる）ことができます。

幸せを実感するための戦術とは、状況に応じた「思考」です。

脳がどのように思考するかによって、ＱＯＬ（生活の質）は決まります。ストレスの多い現代社会にあっても、脳がのびのびと思考すれば、人生における幸せの総量は確実に増えます。

幸福感の敵となるネガティブ思考

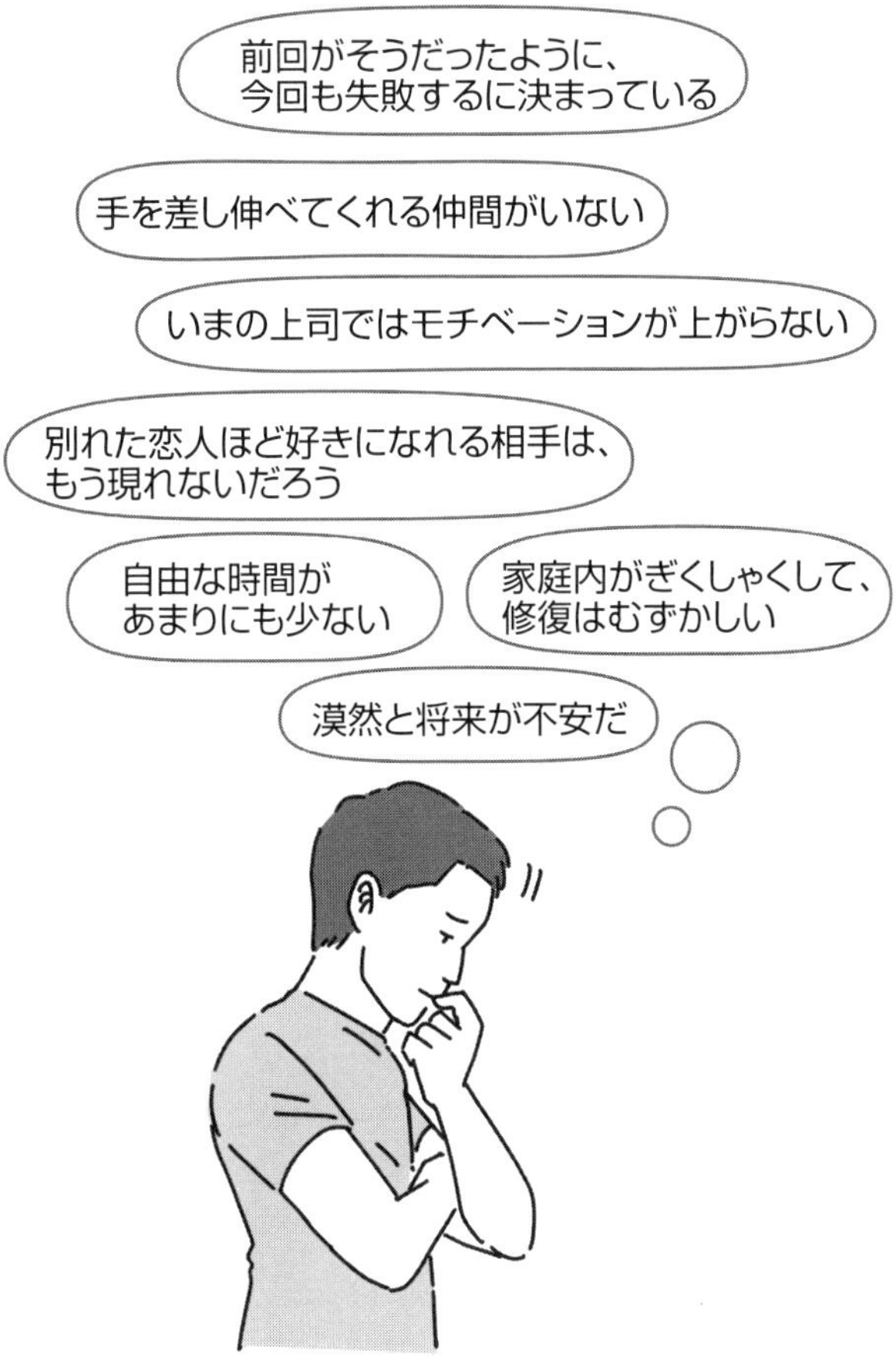

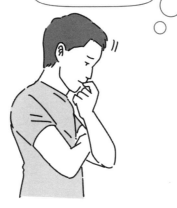

前回がそうだったように、今回も失敗するに決まっている
手を差し伸べてくれる仲間がいない
いまの上司ではモチベーションが上がらない
別れた恋人ほど好きになれる相手は、もう現れないだろう
自由な時間があまりにも少ない
家庭内がぎくしゃくして、修復はむずかしい
漠然と将来が不安だ

ところが、幸せを感じるために戦うアスリートには、強力な敵がいます。それはネガティブな思考です。

ネガティブ思考は幸せを遠ざけます。仕事に対する自信をなくすことで人づきあいが苦手になったり、強いストレスを感じているうちに体調を崩したりと、ネガティブ思考は悩みの波状攻撃を仕掛けてきます。

ネガティブ思考は脳の産物ですが、ネガティブ思考を打ち倒すことができるのも脳だけです。脳が戦う意思を持てば、道は開けます。ネガティブ思考に勝ち、幸福感を得る方法を考えていきましょう。

ストレスから解放されるノンジャッジング

人生哲学として、「自分は自分、人は人」と割り切ることが大事であると、よくいわれます。たしかに、何かにつけてきっぱりと割り切ることができたなら、気持ちは楽になるでしょう。ところが、同僚の賞与が気になったり、街ですれ違う人の高価そうなファッションに羨望《せんぼう》の眼差《まなざ》しを向けたり、隣の芝生《しばふ》は青く見えたりと、簡単には

ジャッジはストレスの源

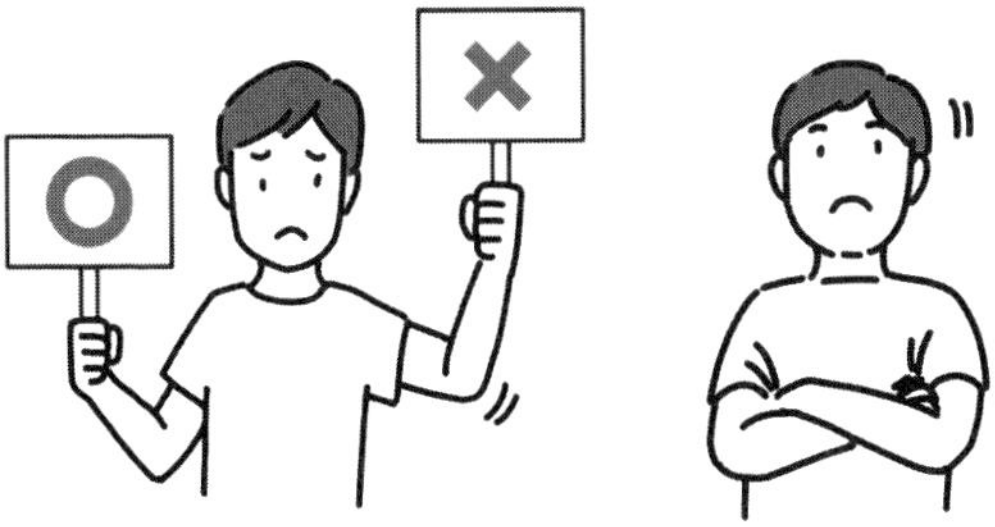

何かに対して、そのつど、いいとか悪いとか決めようとすると、ストレスが大きくなる。
反対に、善悪や良し悪しを判断せず、そのまま受け入れる「ノンジャッジング」は、受けるストレスが小さくなる。

割り切れないのが現実です。

他人と自分を比べる傾向が強くて、そのことによりストレスを感じることがあるなら、自分に関わる事象に対して、「いい／悪い」を決める思考パターンが固定化しているのかもしれません。

何かに対して、そのつど、いいとか悪いとか決めようとすると、ストレスが大きくなります。**物事を善悪や良し悪しで判断する「ジャッジング」はストレスを伴う**のです。反対に、善悪や良し悪しを判断せず、そのまま受け入れる「ノンジャッジング」は、受けるストレスが小さくなります。また、ストレスがあったとしても、ストレス耐性が強いのです。

自分に関わる事象をそのまま受け入れるノンジャッジングは、ともすると主体性に乏《とぼ》しく思えますが、脳には好ましい思考法です。

神奈川大学人間科学部の杉山崇教授がいいます。

「私の友人である広島大学の杉浦義典准教授が、年収と幸福度の関係について研究したところ、ジャッジング傾向の強い人は年収と幸福度に相関関係がありました。一方、ノンジャッジングの人は、全般的に満足度が高い傾向にありました。さらに、年収と幸福感がまったく関係なかったのです。ノンジャッジングの人は、自分に自信のある人といえるでしょう。自分の置かれている状況にあまり影響を受けることなく、〝自分は大丈夫〟と考えられるので、幸せを感じやすいのです」

ノンジャッジングは人任せのようでいて、実は主体性に富《と》んだ思考なのです。

満足感や充実感が乏しく、なかなか幸せを感じられないなら、ノンジャッジングにチャレンジしてみましょう。

絶対評価で自分を捉える

ジャッジング傾向の強い人は、自分に関わる事象に対して、「いい／悪い」を決める思考パターンが「固定化」しているのですから、ノンジャッジングになれば幸福感を得やすいと理解はしても、実行するのは容易ではないでしょう。

自分に対する絶対評価ができている、自信のある人はノンジャッジングの傾向にあります。一方、相対評価をする人はジャッジングをしがちです。そして、自分に自信がないほど、ジャッジング傾向が強くなります。

すなわち、ノンジャッジングを志向するなら、自信を持つことです。そのためには自分の捉え方を、**相対評価から絶対評価にシフトする**ことです。

絶対評価で自分を捉えるとき、必ずしもハイレベルを求めなくてもいいのです。あるがままのレベルを受け入れ、自分の存在を認めることでストレスはなくなり、幸福感を得やすくなります。

40℃の湯は、１００℃の熱湯のように哺乳瓶の消毒はできません。10℃の水のように白ワインをおいしく冷やすこともできません。しかし、40℃は、副交感神経を優位にして入浴できるちょうどいい湯加減です。H_2Oは、氷の状態でも、冷水や熱湯でも、水蒸気になっても、それぞれの温度で代替のできない役割があります。自分に対する評価も、同じ考え方をしましょう。

絶対評価のできる自分になると、レベルがどうであろうと、自分の居場所が見つかります。自分に居場所ができて、自分を認められるようになると、ノンジャッジングが自然体となります。

自信を持てる自分になる第一歩は、成功体験をすることです。中学でも大学でも、1回でも難関校といわれているところに合格した経験のある人は、その後もさまざまなことに対してモチベーションを高めていきやすい傾向にあります。成功体験が主体性を高めるのです。

すでに述べたように、ノンジャッジングは主体性に富んだ思考であり、主体性を高めるには成功体験をすることです。難関校に合格するという成功体験を得られなかったとしても、成功体験をするチャンスはいくらでもあります。公認会計士、ファイナ

脳に〝成功体験〟を植えつける

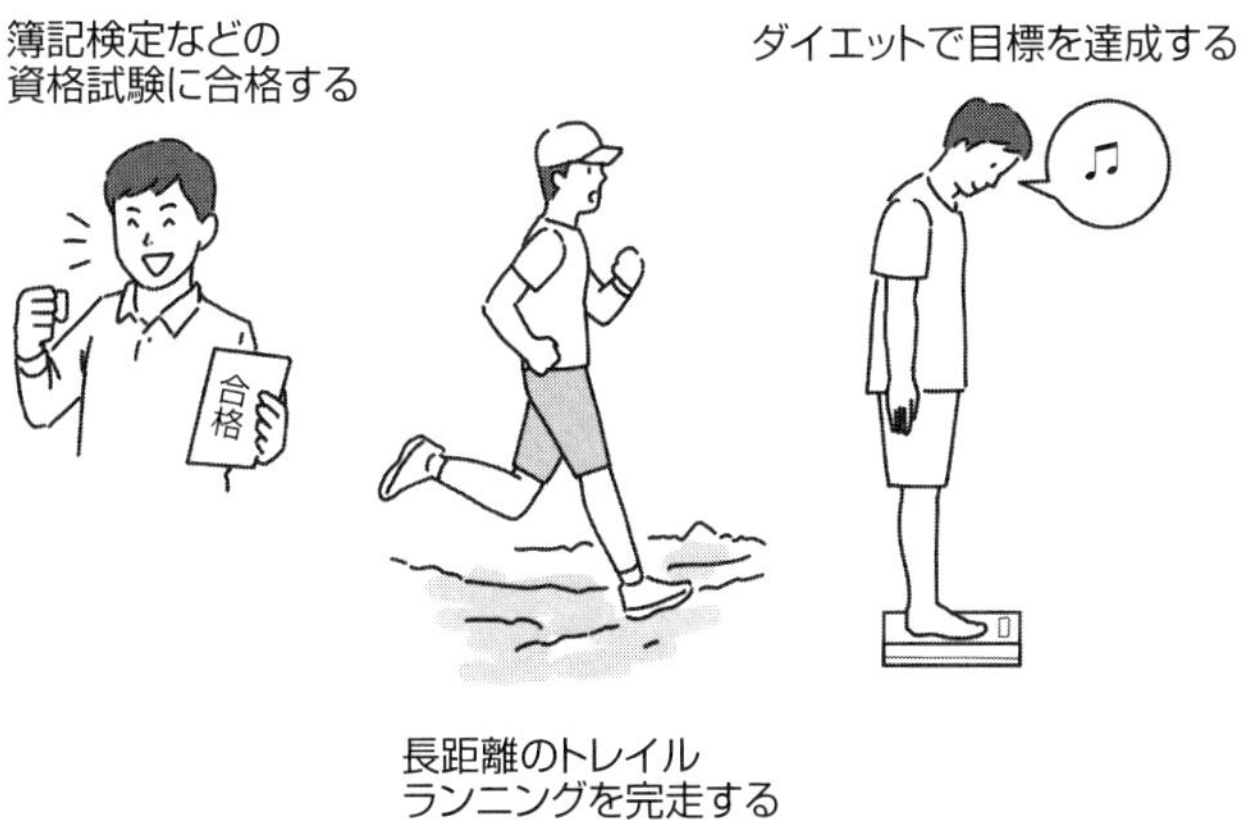
簿記検定などの
資格試験に合格する
合格
ダイエットで目標を達成する
♫
長距離のトレイル
ランニングを完走する

ンシャルプランナー、簿記検定といった資格試験に合格することはもちろん、長距離のトレイルランニングを完走することでも、ダイエットで目標を達成することでも、自分にはむずかしいと思っていたことに成功すれば、自信を獲得できます。

成人になるまでに成功体験がないと、「どうせできない」と思い込みがちですが、成功体験を得ることは何歳でも可能です。大切なのは、チャレンジすることの価値を知り、「自分はできる」と信じることです。

チャレンジとは、脳が苦手意識を感じる「慣れていない情報処理」をすることであり、だからこそ、幸せを実感する原動力になります。

ここで鍵を握るのが「**積極性**」です。

慣れていないことに前向きに取り組める人は吸収力があり、吸収力があるから、慣れるのが早くなります。脳は慣れることによって心地よさを感じるので、その仕事が楽しくなります。これがモチベーションにつながる脳の使い方なのです。このやり方を心得ている人、心得ていない人、続けられる人、続けられない人で、幸福感の強さは大きく違います。

主体性と積極性に裏打ちされたノンジャッジングは、ネガティブ思考に対する強力なバリアなのです。

日本人に向くリフレーミング

メンタルヘルスの問題を解決する際に、「**リフレーミング**」が用いられることがあります。心理学の概念であるリフレーミングは、直訳すると「フレームの組み直し」であり、「**視点を変えて物事を捉え、ポジティブに解釈する**」ことを意味します。

リフレーミング

水の量は同じなのに、心に与える影響は大きく違う!

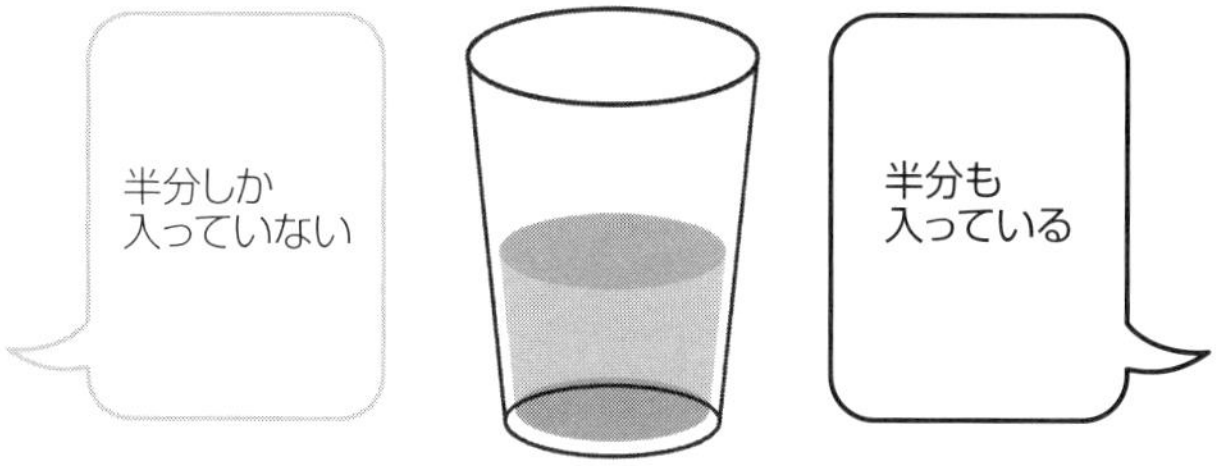

コップに半分の水

リフレーミングのわかりやすい例として、よく取り上げられるのが、「コップ半分の水」です。コップに半分の水が入っているとき、「半分しか入っていない」「もう半分飲んでしまった」と捉えるのと、「半分も入っている」「まだ半分飲める」と捉えるのとでは、水の量は同じなのに、心に与える影響は大きく違います。前者は心の負担になる一方、後者は負担になりません。

ネガティブ思考からポジティブ思考へ。これがリフレーミングの原則です。

心理カウンセリングの療法として比較的よく知られているリフレーミングを、幸福感を得る方法として、あらためて強調するのには2つの理由があります。

理由の1つは、リフレーミングは汎用性が高いことです。心理的な問題の解決には多くの場合、リフレーミングが応用できます。

もう1つの理由は、こちらがより重要なのですが、リフレーミングは日本人に向く心理カウンセリングの療法だからです。

第2章で述べたように、日本人はセロトニンが少ない傾向にあります。セロトニンは幸福感の基盤となる神経伝達物質であり、セロトニンが少ないとネガティブ思考になりがちです。リフレーミングは、視点を変えることでネガティブ思考をポジティブ思考に変える技術ですから、セロトニンが少ないことへの対応策となります。

わたしたち日本人は、リフレーミングを活用することで、幸せを感じやすくなるのです。悩みがあるときや、心が疲れていると感じるときは、リフレーミングというキーワードを思い起こしましょう。

考える能力は伸び続ける

リフレーミングには数多くのフォームがあります。

たとえば、「これは本当に正しいことなのか」という視点を持つことは、功を奏することの多いリフレーミングです。

右脳人間、左脳人間がいる
男性脳、女性脳がある
人間は脳の10％しか使っていない

多くの人が真実として受け入れているこれらの言説には科学的エビデンスがありません。すなわち、正しいことではないのです。

仮に、「私は右脳人間だから感情的になり、つい上司とぶつかってしまう」「男性のほうが論理的に考えるから、会議では男性の意見を優先する」「脳の10％しか使っていないのだから、自分がよくミスをするのは仕方のないことだ」というように考えているとしたら、根拠のない思い込みにより、自分自身で自分の可能性を閉ざし、周囲には迷惑をかけることになります。

年齢を重ねていくと、ふとした際に体力の低下を感じることがあります。

体力の定義で一般的に用いられているのは、「ストレスに耐えて、生命を維持していく体の防衛能力」と「積極的に仕事をしていく体の行動力」で、男女とも20歳を過ぎると、体力は緩《ゆる》やかに衰《おとろ》えていきます。

しかし、体力の低下を実感するのは、もっと後のことでしょう。総務省統計局が調査した「年齢階層別平均就寝時刻」（２０１６年）によると、男性の就寝時刻（平日）は20～24歳が0時30分前後で最も遅く、以降、徐々に早くなっていきます。一気に早まるのは50～54歳で、45～49歳の23時40分前後が23時20分前後になります。女性も就寝時刻（平日）が最も遅いのは20～24歳で0時10分前後。ここから10年間の変化が大きく、30～34歳では23時40分前後になります。以降、50～54歳でも23時40分前後とほぼ横ばいが続き、55～59歳では23時20分前後と、再び変化が大きくなります。女性の就寝時刻が2段階で変化するのは、女性ホルモンの影響もあると考えられます。就寝時刻から推測すると、男性は50〜54歳あたり、女性は25〜34歳あたりと55〜59歳あたりに体力の低下を感じることが多いのではないでしょうか。

加齢に伴い体力が低下するのは事実ですから、体力の衰えを感じるころに仕事のアイデアが浮かばなかったり、問題を解決できなかったりすると、「自分のピークは過ぎている（脳の働きが低下している）」とネガティブに考えても不思議はありません。しかし、50代で脳の働きは低下するのでしょうか。科学的に「本当に正しいことなのか」という視点を持つことは、リフレーミングです。

認知能力に関わる脳細胞は中年期も増え続けます。

カリフォルニア大学ロサンゼルス校など、複数の研究機関の神経科学者は脳細胞を観察し、「ミエリン」（神経細胞の軸索を取り囲み、神経伝達を円滑にする、軸索を保護するなどの役割を担う物質）と呼ばれる、ニューロンを包む「白質」（脳と脊髄からなる中枢神経組織の中で、主に神経線維が集積し、走行している領域）が中年期の後半になっても増え続けることを確認しています。

マックス・プランク学術振興協会（2022年までに38人のノーベル賞受賞者を輩出した、ドイツのミュンヘンに本部を置く世界最高峰の学術研究機関）傘下のマックス・プランク進化人類学研究所所長を務めた心理学者のポール・バルテスは、幅広い年齢の人々を対象に、さまざまな状況を総合的に考える能力の研究をしました。すると、想定される状況の分岐を考慮し、慎重で、長期的な判断を下す、「最も賢明」な人たちは、65歳前後だったのです。

総合的に思考する能力は、50代で低下するどころか、60代でピークを迎えるのです。年齢を重ねることで体力の低下が始まっているとしても、自信を持って思考に臨めば、これまでよりもすばらしい成果を上げることができます。

これは本当に正しいことなのか。そのように考えてみることは、リフレーミングという療法にとどまらず、生きていくうえで大事なことに思えます。

この章の冒頭に列記したネガティブ思考の例にしても、「前回は失敗したけれど、今回は成功する可能性がある」「窮状を訴えたら手を差し伸べてくれる仲間がいるはずだ」「いまの上司でも自分の考え方次第でモチベーションは上がる」「別れの後には新たな出会いがある」「いまは家庭内がぎくしゃくしているけれど、修復の努力を続けよう」「〈忙中閑あり〉ということわざがあるではないか」「将来には希望がある」というように考えたほうが、客観的に見て「正しい」のでしょう。

リフレーミングのフォームとして最初に取り上げた、「これは本当に正しいことなのか」と考える手法とは、「冷静に思考する」ということなのです。

言い換えで物語が始まる

コップに半分の水を「もう半分しかない」とするのと、「まだ半分ある」とするのとでは印象が大きく違うように、リフレーミングの基礎的な手段は表現の変換で、この「言い換えのリフレーミング」は、リフレーミングの代表的なフォームです。私はこれを「**チェンジワード**」と呼んでいます。

コンプレックスを克服するには、コンプレックスをポジティブな表現に変えて紙に書き、それを声に出して読みましょう。読書は黙読よりも音読のほうが脳を活性化させるという研究報告があることから、**チェンジワード**についても、声に出すことで効

チェンジワード例

私は軽率な行動が多い	→	私は行動力がある
私は気が短い	→	私は正直者だ
私はあきらめが悪い	→	私は粘り強い
私は傷つきやすい	→	私は繊細だ
私は頑固だ	→	私には一貫性がある
私は人の言いなりになりがちだ	→	私には協調性がある
私はおせっかいだ	→	私は面倒見がいい
私は八方美人だ	→	私は人づきあいがうまい
私は飽きっぽい	→	私は好奇心が旺盛だ
私は優柔不断だ	→	私には柔軟性がある

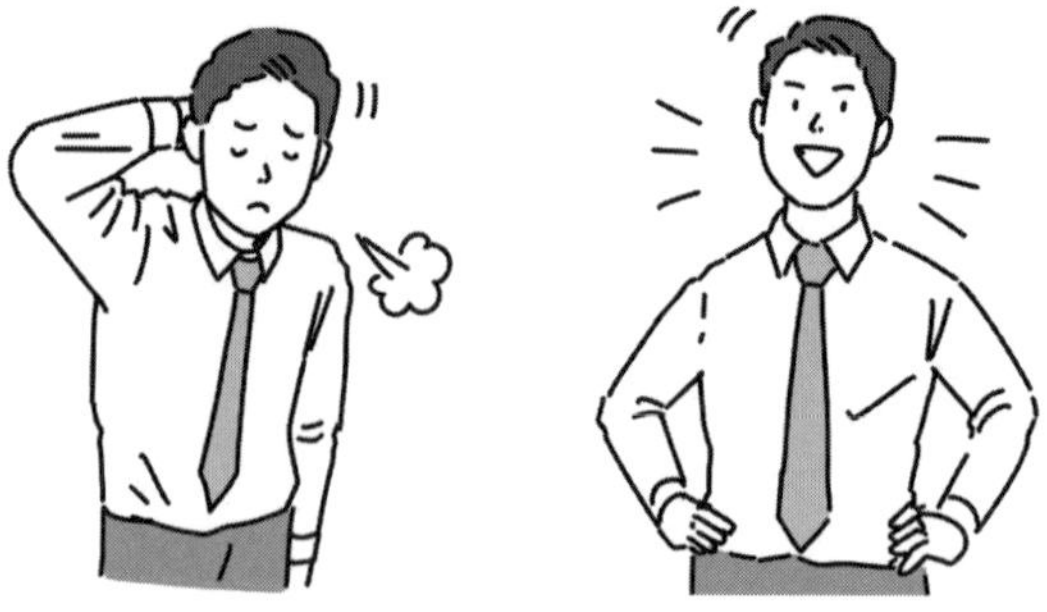

果のアップが期待できます。

チェンジワードは、ネガティブ思考による心の負担を軽減するという意味で、幸福感を得るための有効策です。さらに、ネガティブ思考からポジティブ思考に変わることにより、自分を苦しめていた状況が好転していきます。

たとえば、次のような物語です。

Aさんは友だちが少なく、理由は引っ込み思案な性格にあると思っていました。子どものころから会社員となった現在に至るまで、人前に出て発言することが苦手なのです。クラス会議や社内会議でも自ら進んで意見を述べることはありませんでした。ただ、会議で決まったことには従う生真面目さはありました。

あるとき、Aさんは所属部署の業務に関して、自分が提案をしないといけないという義務感を抱きました。自分が担当する取引先が新たな事業展開を始めるという情報を得ていたため、それと所属部署の業務を連動させれば、新たなビジネスチャンスとなる可能性があると考えたからです。

所属部署の業務についても新規スタートとなるため、少なからず初期投資が必要です。新規業務が初期投資を上回る利益を上げるという保証はありません。事なかれ主義であれば、提案をすることはなかったでしょう。しかし、生真面目なAさんは、継続的で大きな利益を上げるビジネスになるかもしれないのに、沈黙しているのは正しくないと考えました。

次回の会議で提案をすることを決めたAさんは、「私は引っ込み思案だ」から「私は慎重だ」へ、チェンジワードを試みました。引っ込み思案なのは事実ですが、慎重であることも事実です。慎重な自分が、自ら動こうと考えるのですから、チャレンジする価値の大きいビジネスチャンスであるはずです。

プレゼンの準備が周到だったこともあり、Aさんの提案は受け入れられ、新規業務はスタートしました。そして1年後、その業務は所属部署を支える業務の1つになっていたのです。

新規業務が成功を収めたことよって、Aさんは同じ部署にとどまらず、社内のいろいろな人から声をかけられるようになりました。同僚とランチや飲み会に行くこともあります。Aさんの口数が少ないのは以前と変わりませんが、まわりの人は「引っ込み思案」ではなく、「慎《つつし》み深い」人物と捉えています。

チェンジワードをきっかけとして、ハッピーな物語が始まることがあります。そして、ハッピーな物語をつくるチェンジワードが、望ましいチェンジワードなのです。
ネガティブな思考や感情が浮かんできたら、チェンジワードを試みる習慣をつけましょう。

「笑み」はヒトの脳が獲得した能力

博報堂生活総研が行っている定点調査「生活定点」の2022年版（調査対象／首都圏・阪神圏の20～69歳の男女3084人）によると、「ストレスを感じる理由」の第1位は「職場（学校）での人間関係」で36・7％（複数回答あり）。以下、第2位「自分の将来のこと」（31・0％）、第3位「家庭での人間関係」（30・9％）と続きます。男女別で見ると、男性の第1位は「職場（学校）での人間関係」（44・9％）、女性の第1位は「家庭での人間関係」（40・1％）です。

男女とも人間関係がストレスの大きな原因であり、人間関係が良好になれば幸福感を得やすくなるのは自明です。

脳科学と心理学の観点から、人間関係を良好にする方法を探ってみましょう。

人間関係を良好にする基本は、**「笑顔で接する」**ことです。

笑顔は「承認」のサインです。あなたが笑顔で接した相手は、あなたに承認されたと、脳が認知します。心理的距離は縮まり、相手が「理解してほしい」と願っていたときは、承認欲求が満たされ、脳内にオキシトシンが放出されます。

母親と言葉を持たない赤ちゃんは、表情とスキンシップによってコミュニケーションを成立させます。そして、そこに重要な役割を果たすのがオキシトシンです。互いにオキシトシンを放出させる人間関係は、理想的といえるでしょう。

生まれてから28日未満の赤ちゃんを新生児といいます。新生児期の赤ちゃんも笑いますが、これは感情が表れているのではなく、反射的なものと考えられています。この「生理的微笑」あるいは「新生児微笑」と呼ばれる笑みは生まれて数時間のうちから見られますが、新生児が笑みを浮かべるメカニズムは解明されていません。

反射的に生じる「笑み」は、その後、人生においてコミュニケーションの重要なツールとなります。その意味で、**「笑み」は「展望」と同じく、ヒトをヒトたらしめている、ヒトの脳が獲得した能力**なのです。

脳の発達と笑顔の関係性

28日未満の新生児の笑顔
感情が表れているのではなく、反射的なもので、「生理的微笑」あるいは「新生児微笑」と呼ぶ。

生後2カ月ごろから
スキンシップや声かけによって笑顔になる「社会的微笑」「外発的微笑」

生後4〜6カ月後ごろ
声を出して笑ったり、手足をバタつかせたりして笑うようになる。

生後8カ月前後
母親や父親を認識して笑うようになる。

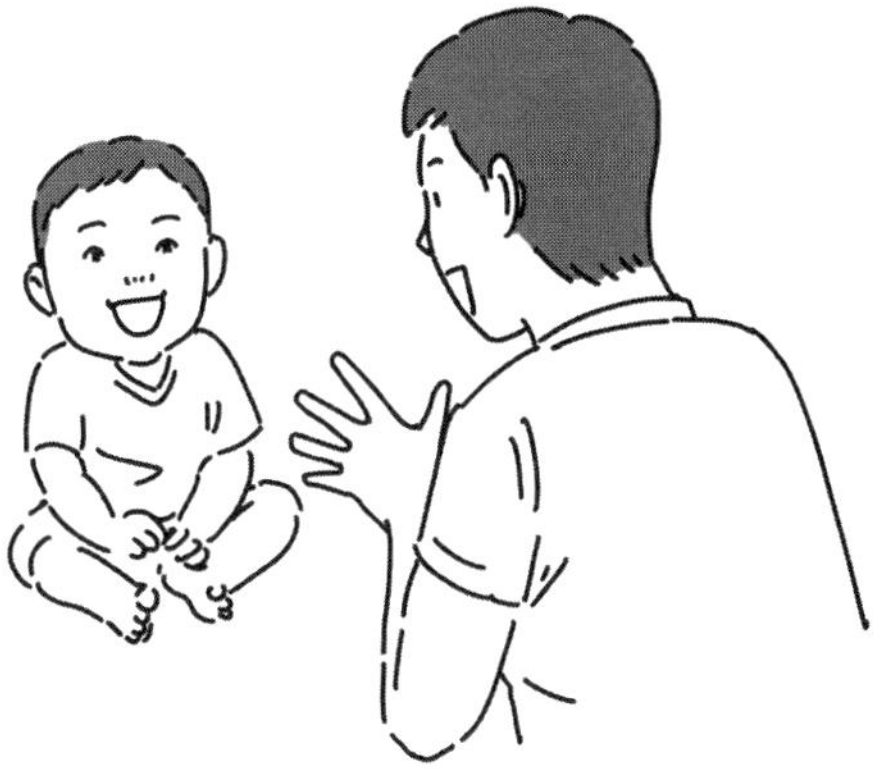

反射的に笑っていた赤ちゃんも、成長に伴い、意思を持って笑うようになります。生後2カ月ごろからはスキンシップや声かけによって笑顔になる「社会的微笑」「外発的微笑」が多くなり、生後4～6カ月後ごろになると、声を出して笑ったり、手足をバタつかせたりして笑うようになります。

母親や父親を認識して笑うようになるのは生後8カ月前後です。それは視覚知覚と記憶想起という認知プロセスが、脳の神経回路で連携していることを示しています。

脳の発達、心身の成長は、「笑み」とともにあります。「笑顔で接する」ことが良好な人間関係の基本となるのは、わたしたちが「笑み」とともに育ってきたことの必然なのかもしれません。

悩みがあるときや落ち込んでいるときなど、少しでもハッピーになりたいなら、口角を上げましょう。心が弱っていてうまく上げられないときは、口角を指でつまんで、グイッと持ち上げてもOKです。

このとき、背筋を伸ばして、姿勢を良くすることがポイントです。姿勢と心身の健康、気分の在りようは密接に関係しています。

ヒトの眼は「見せる」ものでもある

2019年6月17日付の「米国科学アカデミー紀要」(ネイチャー、サイエンスと並ぶ重要な総合学術雑誌)に、英ポーツマス大学の研究者による「イヌの顔面筋の解剖学的構造の進化」という論文が掲載されました。そこでは、「ハイイロオオカミからイエイヌへと家畜化が進む過程で、イヌの顔面の筋肉構造が変化し、ヒトとの間で高度なコミュニケーションが可能になった」とする論が展開されています。

ヒトと動物の目の違い

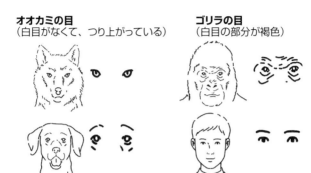

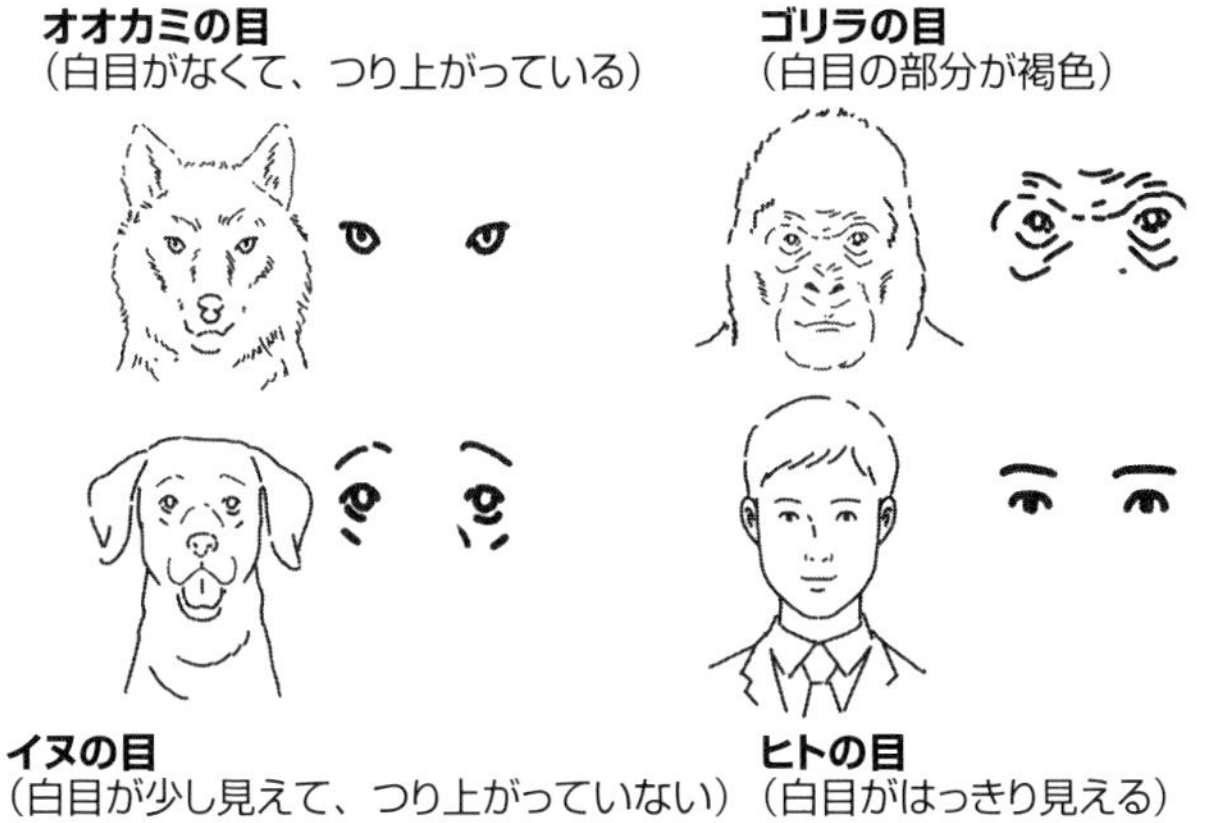

この論文が、コミュニケーション学として興味深いのは、「イヌには眼の上と眼の横にオオカミにはない筋肉があり、この2つの筋肉によって目を大きくし、表情を豊かに見せることができるようになった結果、かわいがってやりたいという情緒的な反応を人間から引き出すことができるようになった」というくだりです。眼は感情表現において極めて重要な役割を担い、「目は口ほどにものをいう」は真実なのです。

杉山教授から「コミュニケーションにおける眼の重要さ」の話を聞いたときは、まさに目が覚める思いでした。

「実は、白目がはっきりと見える動物は、

人間だけなのです。人間の眼は〈見る〉ためにありますが、〈見せる〉ものでもあります。人間は集団行動を上手にすることで生き残り、進化の過程で白目が大きくなりました。白目が大きいと、何を見ているかが、黒目の向かっている方向でわかります。眼を見ると、どこに注目しているかがわかるのです。眼には、目線を通して相手が関心を持っていることを知る、心の中を知るという機能があります。眼は〈見せる〉ものでもあることを意識すると、必要に応じてアイコンタクトをすることが可能になります」

野生に生きる動物は、肉食動物にしても草食動物にしても、何を見ているかを知られると不利なので、ほとんどの動物は白目が見えないようになっています。霊長類の中でもヒトに近いチンパンジーやゴリラでさえ、白目の部分は褐色です。

動物の中でヒトだけが、どこを見ているかを「悟《さと》られたい」という方向に進化してきたのです。それは地下の水脈で、「承認されたい」という欲求につながっているようにも思えます。

利他的行動が必要な理由

人間関係がストレスの大きな要因となる現代社会にあって、人間関係を良好にして幸せを実感するためには、「**利他的行動**」をとるようにしましょう。「利他的行動」とは、自分自身のために行動する「利己的行動」の反意語で、自分を犠牲にして他人のために行動することです。

自分のお金、時間、労力などを使って他人に利益を与えると幸福感が得られることは、数多くの研究で証明されています。

２００８年、米国科学振興協会が発行する『サイエンス』に、「他人にお金を使うと幸せになる」という論文が掲載されました。利己的行動をとった場合と利他的行動をとった場合では、どちらの幸福度が高いかを調査した実験のレポートです。

研究者は、実験の参加者をランダムに2グループに分け、一方のグループには研究者から渡されたお金を「自分のために使う」ように指示し、もう一方のグループには「他人のために使う」ように指示しました。すると、他人のためにお金を使ったほうが、平均的に幸福度が高まったことが確認されたのです。

米フロリダ大学の社会学の研究者は、40年にわたって150人の男性を追跡している米ハーバード大学の研究データを基に、人間の「知恵」について、「認知」「熟考」「情緒」の3つの面で、実世界に取り組む能力と性格にどのような相関関係があるかを測定しました。探究心や他人に共感する度合いなど、さまざまな項目を用いて詳細に調べると、**「賢い」と判断された人は、利己的性質の度合いが非常に低い傾向にありました。**賢い人とは、他人を気遣うことができる人なのです。逆に、自分自身のことばかり考えている人や、社会での自分の地位をいつも気にしている人は、知恵を尺度とした成績が悪い傾向にありました。

賢く、実世界に取り組む能力が高ければ幸せを感じやすいはずであり、この研究からも、利他的行動が幸福感につながることがわかります。

利他的行動が幸せを呼ぶメカニズムは、人間が生まれながらに備えているようで、お菓子をもらった2歳に満たない幼児が、そのお菓子を人形に分けてあげたときに、より幸せな表情を見せたという研究報告もあります。

食物分配としてチンパンジーやボノボなどにも見られる利他的行動は、ヒトの登場によって高度なものになりました。

イギリスの進化生物学者であるリチャード・ドーキンスは、世界的ベストセラーとなった1976年の著書『利己的な遺伝子』の中で、「私たちの遺伝子は、私たちに利己的であるよう指示するが、私たちは必ずしも一生涯遺伝子に従うよう強制されているわけではない。―中略―あらゆる動物のなかでただ一つ、人間は文化によって、すなわち学習され、伝承された影響によって支配されている」と述べています。

利己的行動を乗り越える利他的行動は、人間が集団で行動し、社会を形成していくなかで磨き上げてきた宝石なのです。

メタ認知ができる人は賢い

人間が認知する「事実」とは重層的です。

A　太陽が「東の空に昇り、西の空に沈む」のが見える。

B　地球は東向きに自転しながら太陽の周りを公転している。

よって、太陽は「東の空に昇り、西の空に沈む」ように見える。

AもBも「事実」です。ただ、Aは視覚が捉えた事実であるのに対し、Bは脳が理解した事実です。Aは「主観的」事実であり、Bは「客観的」事実であるといえます。

この重層的な構造は、「感じる」「考える」「記憶する」といった認知活動にもあり、「認知」の上層にあるものを**「メタ認知」**と呼びます。

心理学の概念である「メタ認知」は、アメリカの発達心理学者ジョン・H・フラベルが1970年代に提唱しました。「メタ」（meta）は「高次の」「超越した」を表し、「メタ認知」とは**「高次の認知」**という意味です。

メタ認知は、自分の認知活動を客観的に捉えます。

部下の報告が遅れて腹立たしい。——認知

部下の報告が遅れて腹立たしく思っている自分がいる。——メタ認知

これは認知とメタ認知の関係を単純化した一例ですが、メタ認知は、メタ認知をす

メタ認知でポジティブ思考に

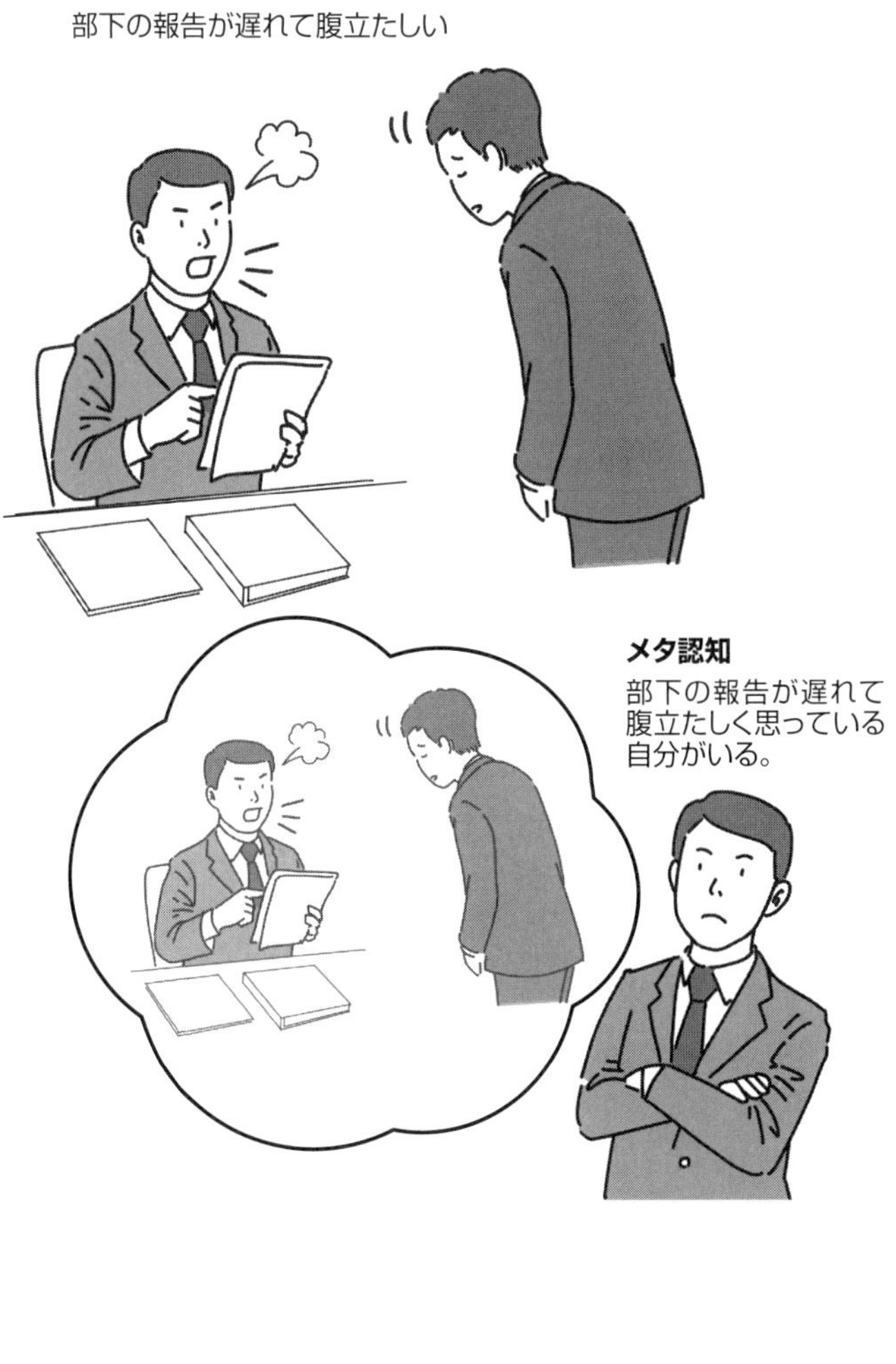
部下の報告が遅れて腹立たしい
メタ認知
部下の報告が遅れて
腹立たしく思っている
自分がいる。

ることによって思考が拡大していきます。

部下の報告が遅れて腹立たしく思っている自分がいる。
なぜ、自分は怒りを感じているのだろう？
怒りを感じるよりも、いま、自分がすべきことはほかにあるはずだ。
報告が遅れたことで起こりうる問題を探ろう。
取引先への納品が遅れるかもしれない。
自社のトラックで工場から直接納品すれば間に合う。
トラックを確保することが最優先である。
このイレギュラーな対応は部下の報告が遅れたことで起きた。
部下の報告が遅れたことには理由があるはずだ。
今後は報告の遅れがないように、改善策を考えよう。

このように、ネガティブな感情である怒りも、メタ認知によってポジティブな思考と行動に変えることができるのです。

メタ認知能力が高いと感情をコントロールできるため、窮地に立たされたとしても、よりよい対応策や最善の解決策を講じることが可能となります。また、周囲の人間との適切な距離が保てるため、人間関係のトラブルが生じにくくなります。そして、自分の置かれている状況を俯瞰《ふかん》して見ることが、リスクの回避につながります。

会社の経営者や管理職にとって、メタ認知は必須といわれますが、メタ認知は老若男女、どのような立場の人でも備えていたほうが有利な能力です。メタ認知をすると悩みの原因となるさまざまなトラブルを未然に防ぐことになるため、ネガティブ思考に陥ることがなくなります。

メタ認知は、ネガティブ思考に勝ち、幸福感を得るための重要なスキルであり、「賢い人」とは、「メタ認知のできる人」なのです。

ネガポジ反転の切り札

幸せにアプローチするとき、その道筋はさまざまです。第4章の最後に、単純明快で即効性のあるメソッドを紹介しましょう。

それはネガポジ反転の切り札、「なんちゃって」です。

オレ、自信ないんだよな……なんちゃって。

ったく、アイツはよお！……なんちゃって。

ああ、疲れたぁ……なんちゃって。

眠くてたまらない……なんちゃって。

こんな仕事やってられないよ……なんちゃって。

ネガティブな言葉も最後に「なんちゃって」をつけると、一瞬にしてリセットされます。ストレスや悩みから即座に逃れたいときは、この切り札を使いましょう。

ネガティブ思考に勝つためのカードは、「**ノンジャッジング**」「**リフレーミング**」「**笑み**」「**利他的行動**」「**メタ認知**」と揃い、切り札も手に入れました。脳にネガティブ思考が入り込む余地はなく、幸せが次から次へとやってきます。

脳内に幸せが充満し、アタマが破裂しそうです。

怖いよお！……なんちゃって。

第5章

脳科学・心理学を応用して
ビジネス効率を高める

情報を圧縮するチャンキング

生きるということは脳を活動させることであり、当然、あらゆるビジネス活動は脳の活動ということになります。ビジネスのさまざまな場面において脳科学や心理学の知見を応用してみましょう。そうすることにより、ビジネスの効率化が実現します。問題の解決につながることもあります。何より、ビジネスが楽しくなります。

東京スカイツリーの高さは、634mが「むさし」と結びついていることにより、多くの人に知られています。高さが着工時に計画されていた610・6mでも、案としてあった東京タワーの2倍の666mでもなく、634mと決定したのは、東京近辺の令制国であった「武蔵国」との語呂合わせも考慮したからです。

語呂合わせによって東京スカイツリーの高さは広く知られることとなりました。高さとともに記憶されることで、東京スカイツリーの認知度も向上するため、この語呂合わせにはビジネス上の大きなメリットもあります。

なぜ「634m」と「むさし」が結びつくと記憶されやすいのでしょうか。それは情報の圧縮が行われているからであり、心理学ではこの「情報をグループ化して記憶に留める」ことを「**チャンキング**」と呼びます。

チャンキングは「塊」を意味する「チャンク」（chunk）の派生語であり、それぞれ別のものを塊にすることもあれば、逆に、塊を断片に分割することもあります。チャンキングという心理学用語を知らなくても、私たちは必要に応じてチャンキングを用いています。

語呂合わせで年号を覚えるのは、数字と言葉を塊にするチャンキングです。年号の数字だけよりも、語呂合わせをしたほうが情報量（文字の量）は多いのですが、情報圧縮によって記憶を容易にしています。

逆に、塊を断片にするチャンキングの好例が、16桁が多いクレジットカード番号の記憶です。×××× ×××× ×××× ××××と4ブロックに分けられているから覚えられるのであり、××××××××××××××××と途切れることなく並んでいたら、なかなか覚えられないでしょう。

円周率を小数点以下21桁まで暗記する方法に、ブロック化のチャンキングと語呂合

歴史年号のチャンキング

720年　日本書紀の完成

「何を」書こうか日本書紀
72 0

1588年　豊臣秀吉が刀狩令を布告

「以降、刃は」ない刀狩り
1 5　8 8

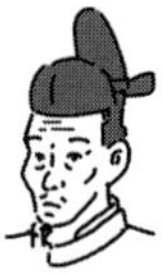

1871年　廃藩置県

藩とは「言わない」県と言う
1 8 7 1

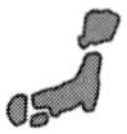

わせのチャンキングを合わせたものがあります。

3・141592653589793
238462

これを「3・14」「159265」「358979」「3238462」に分割し、それぞれに「産医師」「異国に向こう」「産後薬（やく）なく」「産婦御社（みやしろ）に」の語呂合わせを当てはめるのです。円周率の暗誦の世界記録は10万桁を超えますが、そこでもチャンキングが用いられているといわれます。

円周率のチャンキングが実生活で活用

されることはほとんどないでしょうが、料理の味つけの手順である「さしすせそ」は知っていると便利なチャンキングです。材料に浸透する早さの違いや加熱による風味の変化を考慮し、「砂糖」（さ）、「塩」（し）、「酢」（す）、「醤油」（せ）、「味噌」（そ）の順で味つけをすると良いという生活の知恵であり、キャッチーな点でも秀逸なチャンキングといえます。

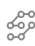

語呂合わせのチャンキングには浸透力がある

2001年、JR東日本は交通系ICカードの先駆けである「Suica」を導入しました。Suicaは「Super Urban Intelligent Card」（都会的で知的なカード）の略であるとともに、「スイスイ行けるICカード」を意味しています。

その後、交通系ICカードは、JR西日本による「ICOCA」、関東地方を中心とした鉄道・バス事業者による「PASMO」、JR北海道による「Kitaca」、福岡市交通局による「はやかけん」などが次々に登場しましたが、その多くが語呂合わせのネーミングです。

交通系ICカードのチャンキング

ICOCA	関西弁の「**行こか**」
PASMO	電車もバスも**PASMO**
Kitaca	「**北**」海道のIC「**カ**」ード+「**来たか**」
はやかけん	**速くて**・(環境や人に)**優しくて**・**快適な**・**券**+博多弁の「**速かけん**」

全国の鉄道・バス事業者は、共通の深い考えがあって交通系ICカードのネーミングに語呂合わせを用いています。

交通系ICカードは旧来の乗車券とはまったく違うものであり、旧来の乗車券ではできないことを可能にしました。しかし、違うものであるからこそ、使い方や使い勝手の良さが広く知られないと、利用者はなかなか増えません。公共交通機関は子どもからお年寄りまで、幅広い世代が利用します。不特定多数に新しいもの、未知のものを知らしめるには、端的な語呂合わせが極めて有効なのです。

Suicaは「改札をスイスイ通れる」カードであることがJR東日本の利

用者に浸透し、導入から約5年で、総発行枚数が2000万枚を超えました。

どこでも携帯電話で通信できる「NTTドコモ」、注文すると翌日に届くから「アスクル」、地域気象観測システムの通称である「アメダス」、東急の運営する商業施設だから「SIBUYA109」、きゅうりの漬物だから「キューちゃん」、屋内への虫の侵入を防ぐ「虫コナーズ」など。語呂合わせのチャンキングを用いた社名、サービス名、商品名は数多くあります。

新しい商品やサービスを浸透させたいときは、有効策の1つとしてチャンキングを検討してみましょう。

記憶が深くなる「意味的処理」

挨拶の手紙やメール、企画書、報告書、契約書、決算書、稟議書、操作マニュアルなど、ビジネスは大量の文字情報によって成立しています。文字情報の処理能力はビジネスを遂行するにあたって重要度の高い能力であり、また、相手が処理しやすいかたちで文字情報を提示する能力も求められるのです。

自分を含めたビジネスの当事者が、さまざまな文書に対する理解を深めて、作業効率を高めるには、文字情報などの処理には段階があることを意識しましょう。

文字情報などの言語の情報は「**形態的処理**」よりも「**音韻的処理**」のほうが記憶に残りやすく、「**意味的処理**」では、さらに深く記憶されるようになります。つまり、ビジネスに関する情報に意味を見出せばそのビジネスについての理解が深まり、会議などの場では相手に意味を見出してもらう工夫をすると、自分の意見を理解してもらいやすくなります。

形態的処理→音韻的処理→意味的処理と進むほどに処理が深くなっていくという説は、心理学者のクレイクとロックハートが「処理水準説」として1972年に提唱しました。処理水準説によると、形態的処理は短期記憶になりやすく、意味的記憶は記憶の貯蔵時間が長くなるのです。

処理水準説を実証するテストに、次の図表のようなものがあります。出題者がテストの参加者に質問をします。このとき、記憶力のテストではなく、（本来の意図を隠し）正答率を求めるテストであると伝えます。

処理水準説を実証するテスト

第1問

参加者に「カツオ」「こたつ」と書かれた紙を見せます。

Q　カタカナで書かれているのはどちらですか？

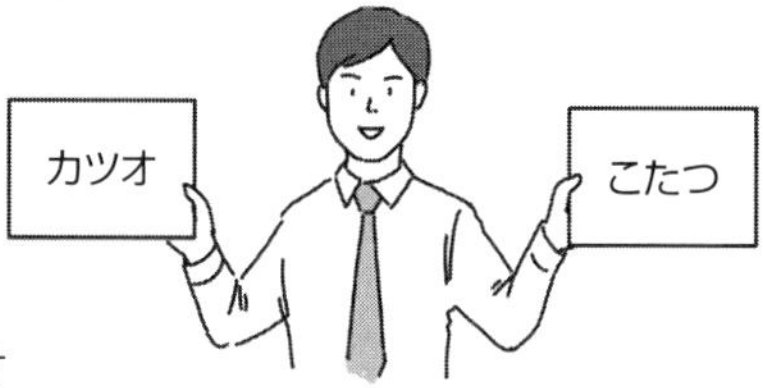

正解　カツオ

第2問

参加者に口頭で出題します。

Q　「人間」と韻を踏んでいるのは、「インゲン」と「靴下」のどちらですか？

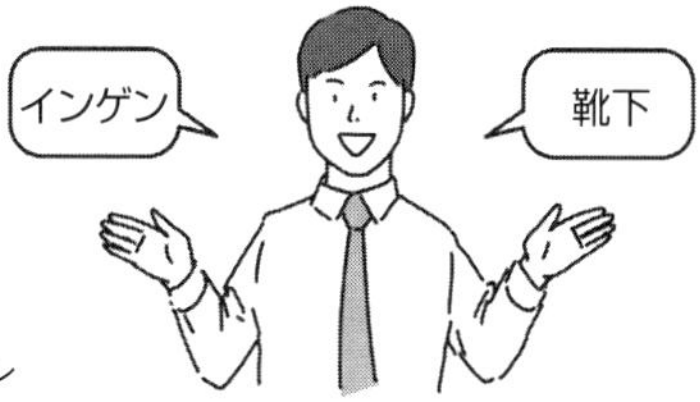

正解　インゲン

第3問

参加者に穴埋めテストを出題します。

Q　（　）に言葉を入れてください。

> （　）の原料は米です。
> （　）は焼いて海苔を巻いたり、おしるこに入れたりして食べます。
> 一般的に、（　）を食べる機会が多いのは正月です。

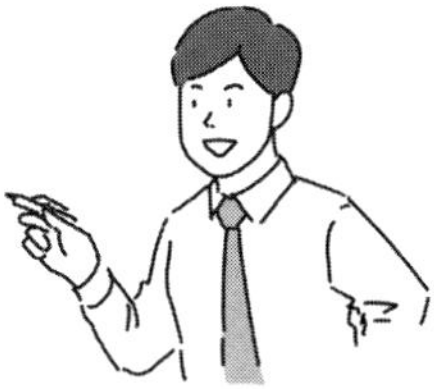

正解　もち

テストの終了後、出題者は一定の時間を空けてから、参加者に「先ほどの3問は解答に3種類の食品が登場しました。それらは何でしょう?」と質問します。すると、成績の良い(正しく記憶されている)順は、もち、インゲン、カツオとなります。文字を見るだけだった「カツオ」よりも、音として知覚した「インゲン」のほうが記憶され、意味を考えて答えた「もち」のほうが、より深く記憶されるのです。

つまり、学習法として、蛍光ペンやアンダーラインでテキストを記憶するというやり方は「形態的処理」となるため、非効率なのです。それよりは、スマホの読み上げアプリを使ったり、自分でレコーダーに録音したりして、テキストを「音韻的処理」したほうが、記憶は蓄積されやすくなります。さらには、テキストは理解するまで読み込む、単語や公式はその意味するところを理解するといった「意味的処理」を進めることで、学習は盤石となります。

幸福感に包まれる会議が理想

ビジネスコミュニケーションの質的向上は、「相手が処理しやすいかたちで文字情報を提示する能力」を高めることで実現します。会社という組織であるなら、自分の情報処理能力（ばかり）が高まるよりも、自分を含めた組織全体の情報処理能力が高まったほうが、会社の収益性や将来性が向上するのは当然のことです。

企画会議で、提案者が「これに目を通してください」と、企画書を出席者に配るのはよくあるシーンですが、これは蛍光ペンやアンダーラインを用いる学習のようなもので、出席者が深く理解することはあまり期待できません。会議を進めるうちに理解が深まることはあるでしょうが、最初から出席者の理解が深ければ建設的な会議になるうえ、時間の使い方も効率的です。

企画書を配ることから始める会議は、文字情報の「形態的処理」となるために非効率なのですから、1段階レベルを引き上げるには「音韻的処理」をすればいいことになります。パワーポイントで図版を使った資料を用意するなどして、提案者がプレゼンを行うと、出席者は「音韻的処理」を行うことになります。もちろん、プリントされた企画書はあるのですが、出席者が企画書に目を通すまでもなく、プレゼンによって理解できるような会議は優れた会議です。

しかし、読者の皆さんはすでに気づいていることでしょう。情報処理には、さらに

1段階上のレベルがあるのだから、より優れた会議にする方法があるはずだと。

そうです。企画の提案者は、会議の出席者に文字情報の「意味的処理」を促せばいいのです。

企画会議をするときは事前（1週間～数日前）に企画書を用意して出席者に配り、会議では「自分の意見を発言する」ように求めましょう。

たとえば、新規プロジェクトであれば、出席者がそれぞれのポジションで「このプロジェクトにどのように関わるか」を提案するように求めるのです。自分との関わりという視点で企画書を読むのですから、理解は深まります。

付け加えるなら、事前に配る企画書は詳細を書き込んでいない「軽め」のものでいいのです。むしろそのほうが出席者の考える余地が生まれ、提案者が想定している以上の良案が飛び出すこともあるでしょう。

出席者が積極的に意見を述べあう会議は、出席者の脳を活性化させます。脳が活性化するということは脳の血流が良くなるということであり、脳の血流が良くなれば、セロトニン、オキシトシン、ドーパミンは増えて、幸せを感じます。

脳の前頭前野で「意味的処理」が行われる会議は、出席者が幸福感に包まれる会議なのです。なんと素晴らしい会議なのでしょう。

情報の物語化

ビジネスコミュニケーションにおける「意味的処理」の重要さを意識すると、ビジネス効率は高くなり、生産性が上がります。問題は、どのような方法で「意味的処理」が行われるコミュニケーションにするかですが、杉山崇神奈川大学人間科学部教授は「**情報を物語にすることです**」とアドバイスします。

「物語化されている情報ほど、強いインパクトがあります。物語が理解されると記憶として定着し、その情報は説得力を持つのです」

自動車のトップセールスマンは、「クルマそのものはあまりアピールしない」と、よくいわれます。「この最新ＥＶは１回の充電で４５０㎞走ります」とか、「設定した車間距離を保ちながら加減速ができるアダプティブクルーズコントロールを搭載しているので、安全性が高くなっています」というようなセールストークによって売ろうとはしないのです。

それではどのようにして自分の扱うクルマの商品価値を伝えるかというと、たとえば、家族を大事にしている顧客であれば、「このクルマがあると、ご家族でこんなに楽しい時間が過ごせますよ」と、情報を物語化するのです。

アウトドアが好きな顧客であれば、そのクルマがあることによって充実するアウトドアライフの物語を紡《つむ》ぎます。ビジネスに打ち込んでいる顧客であれば、顧客のビジネスが拡大する物語の中でクルマが活躍します。

この「情報の物語化」は、ビジネスに関係するさまざまな場面で用いることができます（次ページ図参照）。

同じバル、同じ宿、同じいちごジャムの説明でも、BはAよりもストーリー性が強くなっています。AとB、どちらの文字情報に触れたとき、よりそのバルに行ってみたくなりますか。よりその宿に泊まってみたくなりますか。よりそのいちごジャムを食べてみたくなりますか。

どんな商品やサービスにも、少なからず「開発秘話」はあるでしょう。そして、知られざる「物語」のある商品やサービスは、セールスが伸びる可能性を秘めています。自分が扱っている商品やサービスは、当たり前のように目の前に存在します。それゆ

情報の物語化

A 30種類の本格的パスタが揃うおいしいバル

B ナポリで10年間修行したシェフがつくるパスタがおいしいバル

A 創業100年、趣ある数寄屋造りの宿

B 名人戦で伝説の名勝負が行われた数寄屋造りの宿

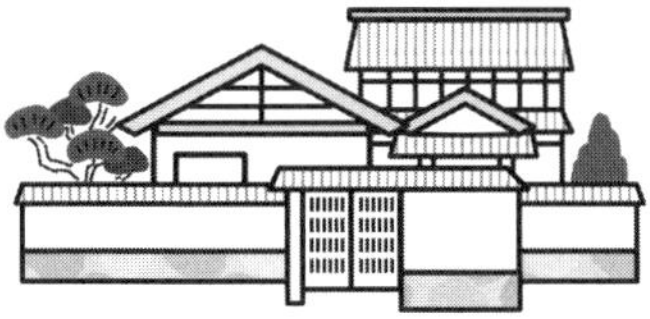

A 甘く、香りもいい、濃厚な味わいのいちごジャム

B 品種改良に10年を要した希少品種でつくる、濃厚な味わいのいちごジャム

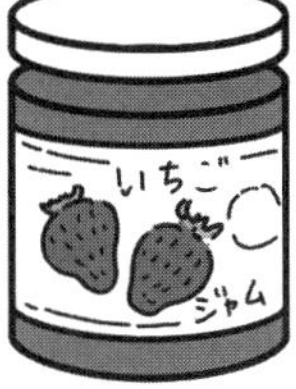

えに、そこに物語があることに気づかないでいることもあります。セールスを伸ばすために、物語の掘り起こしをしてみましょう。

ノルマか裁量権か

会社は業務を遂行するにあたり、1年や半期、四半期の売上目標を設定するのが一般的です。売上目標には多くの場合、達成率、進捗率、ノルマといった考え方が付随します。社員のパフォーマンスを引き出すには数値目標があったほうがいいという不文律があるかのようです。しかし、数値目標を掲げて社員に課すことは、売上を伸ばす最も有効な策なのでしょうか。

認知心理学の研究テーマの1つである「問題解決」の研究報告に、「問題解決がうまい人はどんな考え方をして、どんな行動をとるのか」というものがあり、非常に興味深いものでした。そのレポートによると、問題解決がうまい人は、「100%解決するとか100%達成するといったことにはこだわっておらず、何をしたら少しでも良くなるかをつねに考えている」人だったのです。

いまより少しでもましになれば、問題解決に向けて前進していると考え、行動している人が、結局は問題を解決するのです。それは「より良い」の積み重ねであり、数値目標を基準に一喜一憂する考え方とまったく違います。

もちろん、短期目標を達成するためには管理とノルマが有効となるケースも多いのですが、長期的な視点で新たなプロジェクトを進める際などは、社員にノルマを課すのではなく、裁量権を与えたほうが大きな成果に結びつくように思われます。

イノベーションの扉は「ひらめき」によって開かれます。ひらめきは、ふいに舞い降りてきます。ノルマに追われて精一杯のとき、ひらめきの恩恵に預かることは、あまり期待できません。

ドイツの心理学者、ヴォルフガング・ケーラーは、チンパンジーを用いた実験により「洞察学習」の説を唱えました。実験とは次のようなものです。

チンパンジーを檻のなかに入れ、檻の外の手の届かない場所に好物のバナナを置きます。チンパンジーの手の届くところには短い棒も置きます。また、バナナの反対側には長い棒を置きますが、こちらは手が届きません。ただし、短い棒を使えば手繰り寄せることができます。

チンパンジーは最初、短い棒でバナナを引き寄せようと試みますが、届かないために失敗し、癇癪《かんしゃく》を起こしたりします。しかし、檻《おり》のなかを歩きまわるうちに、ひらめきが訪れます。短い棒を使って（バナナとは反対側にある）長い棒を手繰り寄せ、長い棒を手にするとバナナを手繰り寄せたのです。

この実験は、**思考によって「問題解決」に至る「洞察学習」が突然、脳で行われることを示しています。**洞察学習で習得したこと（チンパンジーのケースでは、最初に短い棒を使って長い棒を手に入れ、次に長い棒を使ってバナナを手に入れる）は長く記憶されるとされます。

会社が底力をつけようとするなら、ノルマで社員を縛るよりも、社員が自由な「洞察学習」により成長することを重視したほうがいいのかもしれません。

楽しさとやりがい

月単位や年単位で仕事優先を徹底すると、仕事に疲れてやる気をなくしてしまうことがあります。あるいは反対に、家族や周囲にも迷惑をかけるワーカホリックになることもあります。いずれにしても、どこかでブレーキを踏むべきなのです。

生活していくために仕事優先を基本としながらも、心の安定を保つには、「楽しいこと」と「やりがいのあること」を明確に分けましょう。

仕事にやりがいを感じて、仕事が楽しくなり、「楽しいこと」と「やりがいのあること」が同一化したときに、疲労によるやる気の喪失や依存（ワーカホリック）が起こります。やりがいを感じることのできる仕事に就《つ》けたら幸福です。だからこそ、仕事とは別に、楽しさを感じられる「何か」を大切にする必要があります。

やりがいを感じる仕事に取り組み、疲れを感じてきたときは、楽しいことにスイッチを切り換え、快楽を享受《きょうじゅ》します。楽しいことに没頭し、楽しさが薄らいできたら、やりがいを感じる仕事に集中します。

この双頭の作戦がいいのは、継続して幸福感を得られることです。そして、仕事の効率がアップします。

やりがいのあることを「仕事A」、楽しいことを「仕事B」というように、別の仕事によって双頭をつくるという考え方もあるでしょう。たとえば、仕事Aがオフィスでの事務作業だとしたら、仕事Bは外回りの営業とするのです。このやり方は、定期的に気分転換ができるという点から、仕事の効率性は高くなると思われます。しかし、やりがいが大きくなり、楽しさも大きくなれば、行き過ぎた仕事優先となることは必至で、ワーカホリックになるリスクが高まります。

スポーツでも食べ歩きでも読書でも、何でもいいのです。楽しいことは仕事以外に求めましょう。

優れたリーダーに共通する行動

役割分担がはっきりしていながら、全員で守り、全員で攻めるラグビーの精神を表す言葉に「ONE　FOR　ALL、ALL　FOR　ONE」があります。スポーツに限らず、この「ひとりはみんなのために、みんなは1つ（の目的）のために」が実践されると、組織力は揺るぎのないものになります。

企業風土として「ONE　FOR　ALL、ALL　FOR　ONE」が定着すると、競争力は向上します。その前提条件としては、「役職にかかわらず社員がビジョンを共有している」「社員間に信頼関係がある」「コミュニケーションがとれている

〈風通しがいい〉」が挙げられますが、「社員が利他的行動をとる」ことも重要です。

杉山教授は、ある企業との協働で、DX人材（デジタル技術や業務内容に精通し、デジタルトランスフォーメーションの取り組みをリードできる人材）の発掘・教育に関する研究を行ったことがあります。その際、プロジェクトのリーダーに求められる資質の手がかりを得ました。

「**企業がDX人材と考える人を選んでもらい、PAC分析（被験者本人にも言語化しづらい内的世界の分析）**というインタビュー調査を行いました。その結果、DX人材に**必要な条件が**見えてきたのです。それは〈プロジェクトのグループの人たちに、自分がどのように伝えているかを常に考えている〉ことでした。言葉を換えると〈相手の物語と自分たちがいまやっている物語をどうシンクロさせるかということを、常に考えている〉ことが重要なポイントだったのです。私がインタビューしたのは、全員が実際にDXで際立つ成果を上げている人だったので、そういう考え方をする人が優秀なDX人材になるということのエビデンスになります」

どのようにすれば相手が理解しやすいか、行動しやすいかを優先的に考えて、自らの行動を決定する。この「利他的行動」が成果につながるのであり、これはDX人材に限ったことではありません。

企業が「エクセレント・カンパニー」（経営コンサルタントのトム・ピーターズとノンフィクション作家のロバート・ウォーターマンによる1982年の共著でベストセラーとなった「In Search of EXCELLENCE」の邦題）を目指すとき、社員に求められるのは「ONE FOR ALL、ALL FOR ONE」の精神であり、必要なのが「利他的行動」なのです。

トップをはじめとして経営陣が「風通しがよく、社員がビジョンを共有できて、信頼関係が生まれる企業を目指す」という理念を持てば、社員は率先して利他的行動をとるようになり、「ONE FOR ALL、ALL FOR ONE」の精神は確固たる企業風土となります。なぜなら、第4章で述べたように、利他的行動をとると幸福感が得られるのですから。

社内コミュニケーションのコートを整備する

1対1のコミュニケーションは双方向性が大切であり、互いに話す長さがほぼ同じだと会話が弾むことから、1対1の会話はピンポンにたとえられることがあります。それにならい、会社の業務を遂行するうえで不可欠な「社内コミュニケーション」をテニスにたとえてみましょう。

現実のテニスコートは屋内の場合もありますが、社内コミュニケーションのコートは屋外に設置されています。風雨（国際情勢の悪化や景気の後退など）に晒《さら》されて芝が摩耗したり、砂が均一でなくなったり、場合によってはコート面がデコボコになることもあるので、メンテナンスが欠かせません。

社員が安心してラリー（コミュニケーション）を続けられるようにコートを整備することは、経営陣の役割です。平時であっても経営体力の強化を図り、状況の変化には迅速かつ的確な対応が求められます。

テニスをプレーするにはラケットが必要です。しかし、誰もが最初から手入れの行き届いたラケットを持っているわけではありません。ガットの緩んだラケットを持ってコートに上がれば、ボールをうまくコントロールすることができず、ラリーは続かないでしょう。新人研修やキャリア研修は、社員に手入れの行き届いたラケットを手にしてもらう場です。社内コミュニケーションの質を高めるには、新人研修やキャリア研修の内容を充実させることです。

ラリーを続けていると脱水症状を起こすこともあるでしょう。プレーヤーのレベルが高くなり、運動強度が上がると、肘や手首を傷《いた》めるリスクも増します。経営者や管理職はそうした事態を防ぐために、社員の健康や安全に気を配るのが責務です。

テニスコートは、シングルスとダブルスでサイドラインに違いはあるものの、性別や年齢を問わず、サイズは縦23・77m×横10・97m、ネットの高さは両端が1・07m、中央部分が0・914mです。車いすテニスも同じコートが使われます。テニスコートはすべての人に開かれているのです。

このことは、理想的な会社を目指すときのヒントになるのではないでしょうか。社内コミュニケーションのコートをしっかりと整備することにより、性別や年齢、ハンディキャップの有無にかかわらず、すべての社員が活躍できる会社になるのです。

第6章　脳の働かせ方で人生の質が決まる

幼児期に英語を聞かせる

人生のいろいろな局面で脳科学や心理学を応用すると、人生は豊かになります。幸せを感じる機会が増え、充実した日々を送ることができます。

脳は慣れ親しんだ情報処理が心地よくなり、慣れない情報処理には苦手意識を感じるので、私たちの思考や行動はパターン化しがちです。しかし、パターン化した思考や行動が最適化されているとは限りません。ときには自分の思考や行動を、脳科学や心理学を応用して、捉え直してみましょう。昨日よりも良い今日に、今日よりも素晴らしい明日になることが期待できます。

あなたの思考や行動がレベルアップすることで充実感を得るのは、あなただけではありません。あなたのレベルアップは、家族や親しい友人、人生の折々で出会う人々にも、プラスに作用するのです。

骨、筋肉、皮膚、内臓、血液などの細胞と同じく、脳細胞も新陳代謝を繰り返しています。長く使っていない脳細胞は、活性化している脳細胞に取って代わられます。この脳細胞の交替は、成人してからはそれほど顕著ではなく、使っていない細胞が完全に追いやられることはあまりありません。近年は、使わない脳細胞は子どものころに削除されるという考え方が主流です。

杉山崇神奈川大学人間科学部教授は、「**脳の発達において、幼児期の育て方はとても大切です**」といいます。

「**情報伝達に重要な役割を担うシナプスは、6歳までに多くつくられます。脳にたくさんシナプスをつくっておいて、必要がなければ後で刈り取るというように設計されているのです。スマホにたとえるなら、アプリをたくさん入れておいて、使わなければ削除すればいいという考え方です。だから幼児期にいろいろな経験をさせると、それ自体が教育になり、また、その後の学習効果も高めることになります**」

たとえば、幼児期に一定期間、英語をネイティブとする人と日常的にふれあうことができれば、英会話の基礎が身につくだけでなく、英語の学習能力も、そうでない場合と比べて、飛躍的に高まります。

英語は、24の子音と約15の母音を使い分けます。日本語の母音はアイウエオの5つ

脳と身体の発育

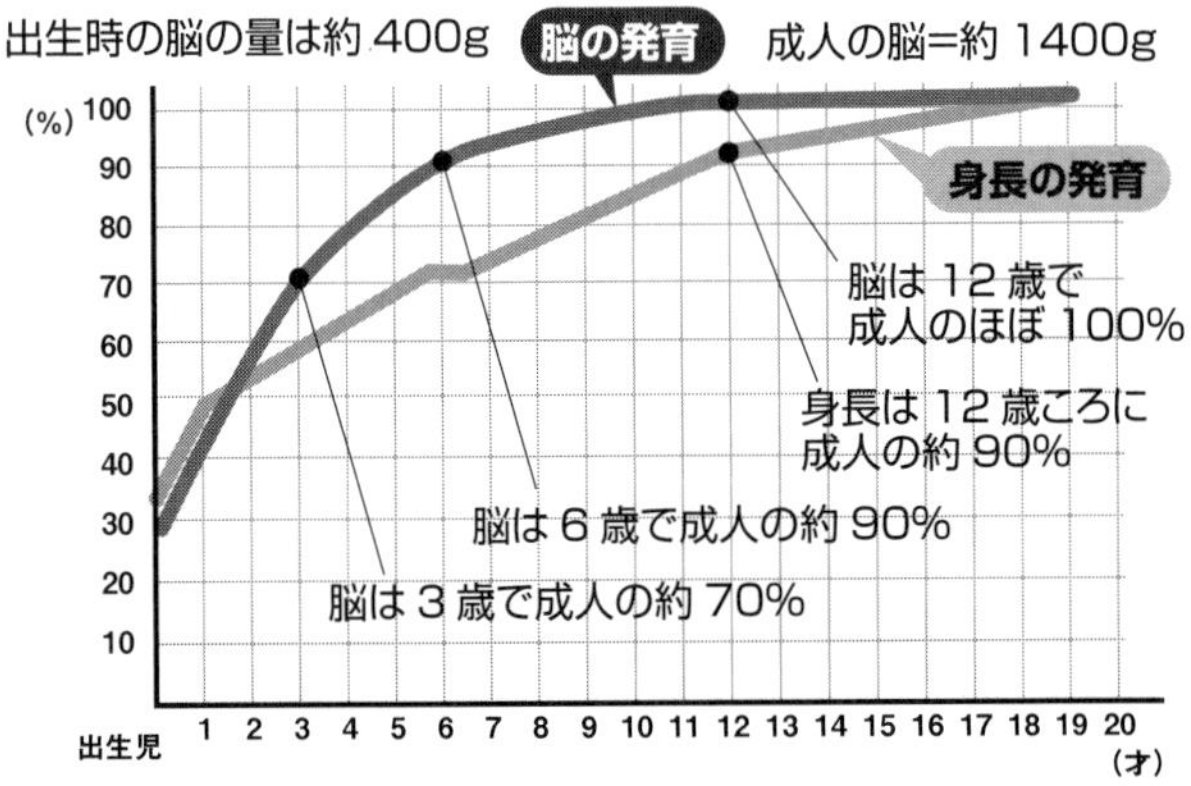

ですから、英語には日本語に置き換えられない発音があります。幼児期に英語の発音を聞いていると、英語の発音に反応するシナプスが残り続けますが、日本語だけの環境にいると英語に反応するシナプスは必要のないものとされ、刈り取られていくのです。英語の発音に反応する脳細胞がなければ、アとエの中間の発音というものが容易には理解できません。

TOEICのスコアが高いと就職などで有利ですが、日本人はリスニング力が高得点を目指すときの鍵となります。子の将来を見据えて、親は子に、英語やいろいろな言語を幼児期から聞かせるのが理想的です。外国語の習得には至らないとしても、少なくとも母音に対する反応は良くなります。

3歳児神話は迷信

文筆活動も行い、子育てに関する著書もある杉山教授は、「**3歳児神話に根拠はありません**」といいます。

3歳児神話にはいくつかの意味があり、代表的なのは「母親は子どもが3歳になるまで子育てに専念しないと、成長に悪影響を及ぼす」というものです。また、「3歳までの育て方でその後の人生が決まる」「3歳までに脳の大切な部分ができあがってしまう」というものもあります。

前に述べたように、幼児期に英語を聞いていると母音に対する反応が良くなることや、幼児期はたくさんのシナプスがつくられることは事実ですが、「子どもが3歳になるまでは、母親は子育てに専念すべき」という論には根拠がないのです。

杉山教授は、「**成長に必要不可欠な食物を与えなかったりする身体的ネグレクトや、情緒的支援をしない情緒的ネグレストなど、よほど極端な育て方をしない限り、3歳**

児神話は迷信と思っていいでしょう」といい、次のように続けます。

「未熟なお母さんが育てるよりも、経験豊富な保育士が育てたほうが知的な成長を促します。保育園に子どもを預けて働くことに罪悪感を覚えるお母さんはいまだにいますが、負担に感じ過ぎないことです」

大事なのは、子どもが愛情に満ちた、質の高い保育を受けることです。質の高い保育を受けていると、母子関係がむしろ良くなることがわかっています。

四六時中、母親が3歳までの子どもといっしょにいる必要はありません。1日に数時間でもいっしょにいる時間に思い切りスキンシップをすれば、母も子もオキシトシン濃度が高まります。

子育てにおいて、正解かどうかを迷うことが多いのが「しつけ」です。

社会生活に向けてのしつけは、3～4歳から始めます。何が良くて何がいけないのか、子どもに経験則として覚えてもらうのがしつけで、「しかる」こともしつけの重要な手段です。「何がよいのか、いけないのか」を教えるときばかりでなく、「安全と危険」を伝えるときにも、しかることは有効です。

しかるときには、子どもの学習能力をうまく引き出しましょう。そして、「伝えるべきこと」を明確にして、しかる目的は1つに絞りましょう。

しかり方には手順があります。

子どもがいけないことをしたら、まずはしかり、「どうしたらいいのかな?」「どうすればよかったのかな?」と問いかけます。子どもが正しく答えられたら、「わかってるね! じゃあできるよね!」と褒めてあげましょう。子どもは率先してよい行動をするようになります。答えが正しくなければ、正しい答えを教えてあげましょう。

子どもに、よい行動といけない行動の違いを考えさせて、よい行動はなぜ「よい」のか、いけない行動はなぜ「いけない」のかを理解させることが大切なのです。

第5章で述べたように、脳は「意味的処理」をすると深い記憶になります。すなわち、意味的処理を促すしかり方をすると、「しつけ」は定着するのです。

子どもを守るために必要なこと

イギリスの認知心理学者、エドワード・コリン・チェリーは1953年に「**カクテ**

ルパーティー効果」を提唱しました。

カクテルパーティー効果とは、カクテルパーティーのように多くの人がそれぞれに雑談しているなかでも、自分の名前や自分が関心のある話題は、自然と聞き取ることができるというものです。多くの情報が混在する環境下で、個人にとって重要な情報のみを選択し、それに注意を向ける認知機能を**「選択的注意」**と呼び、「選択的聴取」(カクテルパーティー効果)はその代表です。

脳には「選択的注意」の機能がある一方で、注意を向けていなければいけないことから一時的に注意が離れる、エアポケットのような状態が訪れることもあります。

親が子から目を離したちょっとした隙に、子どもが事故や事件に巻き込まれる事態を防ぐ手立てはあるのでしょうか。杉山教授にうかがいました。

「これはとても大事なことです。いまいる環境のなかで、子どもにどんな事故が起こる可能性があるのか。事故が起こるとしたらどんな場合か。そうしたことをシミュレーションしておくといいのです。危険を確認したほうが安全だし、安心だという発想です。この環境では、どんな事故、どんな事件が起こるかなというシミュレーションを習慣にしましょう。これは日本人が得意ではないことです。海外は日本よりも治安

が悪いことが多いので、海外の人はどこに出るにしても、〝ここにはどんなリスクがあるか？〟を確認するのが習慣になっているようです」

私たち日本人、わけても子どものいる母親は、リスクを想像する力、リスクを察知する力を身につけましょう。

賢い人とは「メタ認知」ができる人です。メタ認知は子どもを守ります。それはたとえば、次のようなケースです。

母親が子どもを連れて街を歩いていると、好きなブランド小物のワゴンセールが目に入りました。ワゴンには人だかりができています。母親は駆けつけたいという思いにかられました。注意のエアポ

選択的注意のシミュレーション

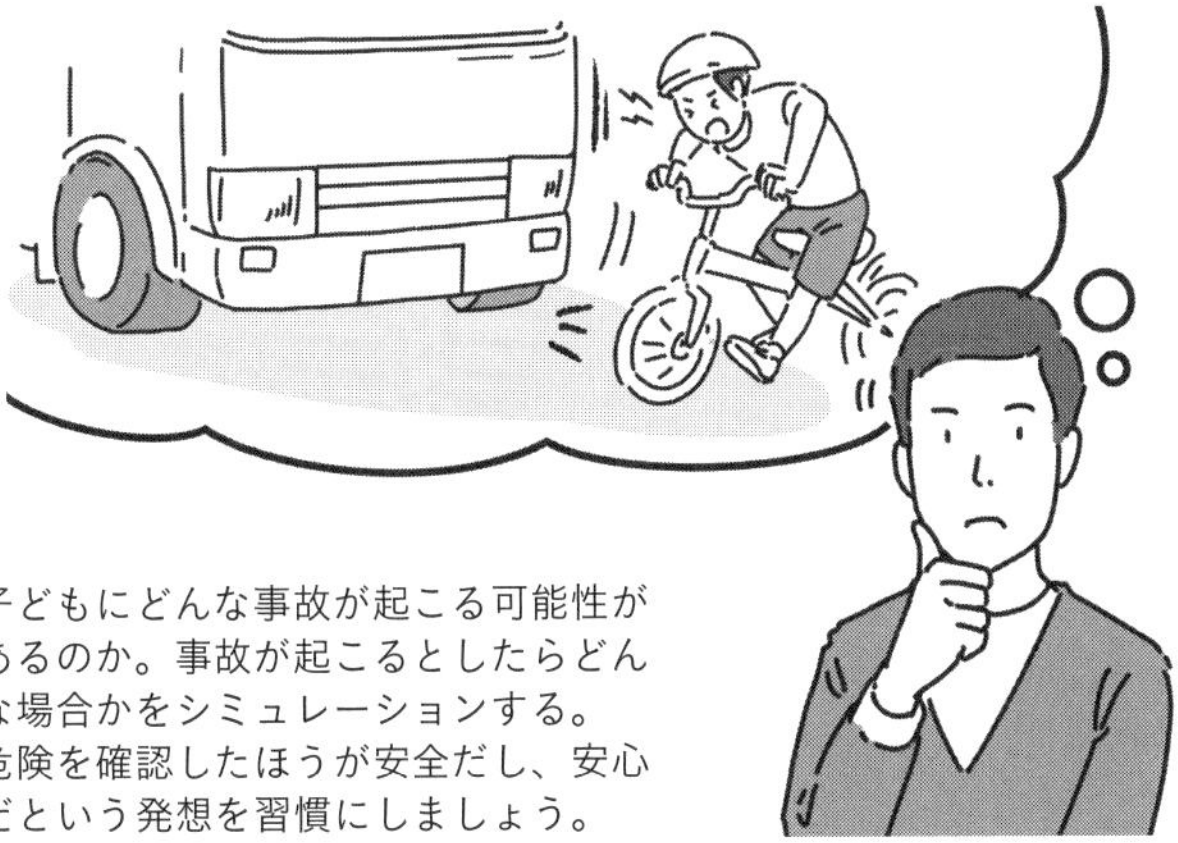

子どもにどんな事故が起こる可能性があるのか。事故が起こるとしたらどんな場合かをシミュレーションする。危険を確認したほうが安全だし、安心だという発想を習慣にしましょう。

ケットが生じるのはこういうときです。
ワゴンに駆けつけたいと思った母親はその瞬間、メタ認知をします。

ワゴンセールを見て舞い上がっている自分がいる。
私にはワゴンに駆けつけるよりも、やるべきことがあるはずだ。
私は子どもの保護責任者である。
私は子どもに注意を向けていなければならない。

子どもと外出しているときも、家事をしているときも、テレビを見ているときも、メタ認知をすることで子どもは守れます。
メタ認知はすべての人にとって、備えていると有利な能力です。育児をきっかけとしてメタ認知が習慣になったとしても、その効力は育児を卒業後も維持されます。

道徳を脳科学で捉える

文部科学省のホームページの「道徳教育」というページには、「児童生徒が、生命を大切にする心や他人を思いやる心、善悪の判断などの規範意識等の道徳性を身に付けることは、とても重要です」とあります。

まさに、「生命を大切にする」「他人を思いやる」「善悪の判断」などは、生きていくうえでの基本であり、同時に、最も重要なことといえるでしょう。学校教育に任せるのではなく、家庭で「道徳心」を育てることが求められるのです。

ここで問題になるのが、「道徳とは何か」というそもそも論です。

17世紀のイギリスの哲学者、ジョン・ロックは、「人間が、自分たちの行動が善か悪かを判定する道徳的規則または法には3つのものがあり、それぞれ異なった強制と賞罰を伴う」と述べています。3つの道徳的規則または法とは、神に与えられた理性がつくる「**神法**」、国家がそこに属する市民の行動に対して課す「**市民法**」、徳か悪徳かを市民が判断する「**世論ないし世評の法**」です。

ジョン・ロックの3つの道徳的規則

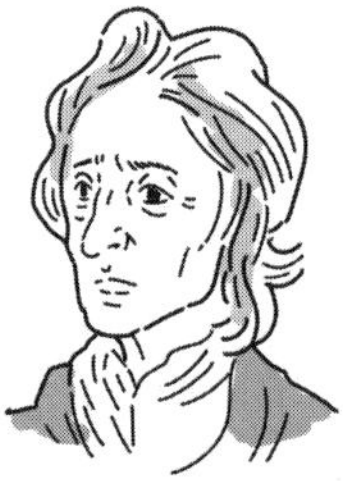

道徳的規則①
神に与えられた理性がつくる「神法」

道徳的規則②
国家がそこに属する市民の
行動に対して課す「市民法」

道徳的規則③
徳か悪徳かを市民が判断する
「世論ないし世評の法」

道徳とは、概ね「世論ないし世評の法」のことであり、それはイギリスでも日本でも、世界のどこでも変わりません。ロックも、「世論ないし世評の法」は世界中の人間社会にあるとし、「賞賛に値すると判断した行動を徳と呼び、非難すべきものと考える行動を悪徳と呼ぶ」としています。

すなわち、社会において賞賛に値する行いをすることが「道徳的な行動」なのであり、自分を客観的に見る「メタ認知」ができると、「道徳的な行動」とは何かを自ら判断することが可能となるのです。

認知脳科学の研究を続ける嶋田総太郎

明治大学理工学部教授は、道徳は科学的に捉えることができると考えています。「**人間の心が、脳のどのような働きによって生み出されているかを探求すると、道徳は、精神論ではなく、科学的な対象となるのです**」

道徳とは科学の一面もある。このことを親が意識すると、「生命を大切にする」「他人を思いやる」「善悪の判断」といった道徳を子に教える際、たとえば「メタ認知」の要素を加味するなど、明確な方向性を持つことができます。

音韻的処理で丸暗記する

文字情報などの記憶には「形態的処理」「音韻的処理」「意味的処理」の3段階があり、後者ほど長く記憶されます。

資格試験、昇進試験、入学試験などは記憶力の勝負という側面もあります。どのように記憶するか、記憶できるかで将来が決まるのですから、自分なりの効果的な記憶術を身につけることが大切です。

数学の公式、化学式、年号、法令、専門性の高い語句の意味などは丸暗記が役立ちます。公式や法令は、なぜこの公式になるのか、どのような考え方を根拠としてこの法令になっているのかを理解し、意味的処理で記憶すると完璧ですが、公式や法令を含めて、丸暗記が試験の点数に結びつくならそれで十分なのも事実です。

ラインマーカーなどを使って記憶する箇所を強調する方法には、思わぬ落とし穴があります。それは、この方法がとかく形態的処理になりがちで、記憶が浅くなるからです。いざ試験に臨んだとき、すっかり記憶が飛んでいるというような事態を想定して、音韻的処理による丸暗記を選択肢に入れましょう。

通勤や通学の時間は音韻的処理による丸暗記にあてられます。

まず、覚えるべき数式や語句を読み上げ、スマホやレコーダーに録音します。仮に15分の音声ファイルになったとしましょう。（自動車を運転するときや自転車に乗るときなど、イヤホンで音を聞くのが危険な場合を除き）通勤・通学の移動中は、これを1・5倍速程度で繰り返し聞きます。移動に往復60分を要するなら、通して6回聞くことになります。

数式や語句に集中して聞くのが理想ですが、聞こえているだけの状態が含まれても構いません。繰り返し、ひたすら聞くことがポイントなのです。

たとえば、簿記検定の用語を覚えるために録音した音声ファイルに、「現金過不足とは、会社で管理する現金が帳簿である現金出納帳の残高と一致しない場合の差額のこと」「裏書手形とは、債務支払いを目的として、約束手形などの受取手形に裏書きをして第三者に譲渡したもののこと」と並んでいるとします。繰り返し聞くことにより、音声ファイルの「現金過不足」の部分を聞いて、次にあるのは「裏書手形」と先読みできれば、記憶は深くなっています。この段階からさらに語句の意味をしっかりと覚えれば、簿記検定に備えて「現金過不足」と「裏書手形」の記憶は定着します。

この場合、「現金過不足」と「裏書手形」という異なる語句をセットで記憶するのは「チャンキング」です。心理学を応用すると、学習能力は高まるのです。

笑顔の挨拶がご近所トラブルを防ぐ

内閣府による「令和3年度　高齢者の日常生活・地域社会への参加に関する調査」には、「近所づき合い」という項目があります。それはいくつかの選択肢から複数回答で選ぶもので、上位5位は次ページの図の通りです。

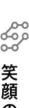

高齢者の日常生活・地域社会への参加に関する調査

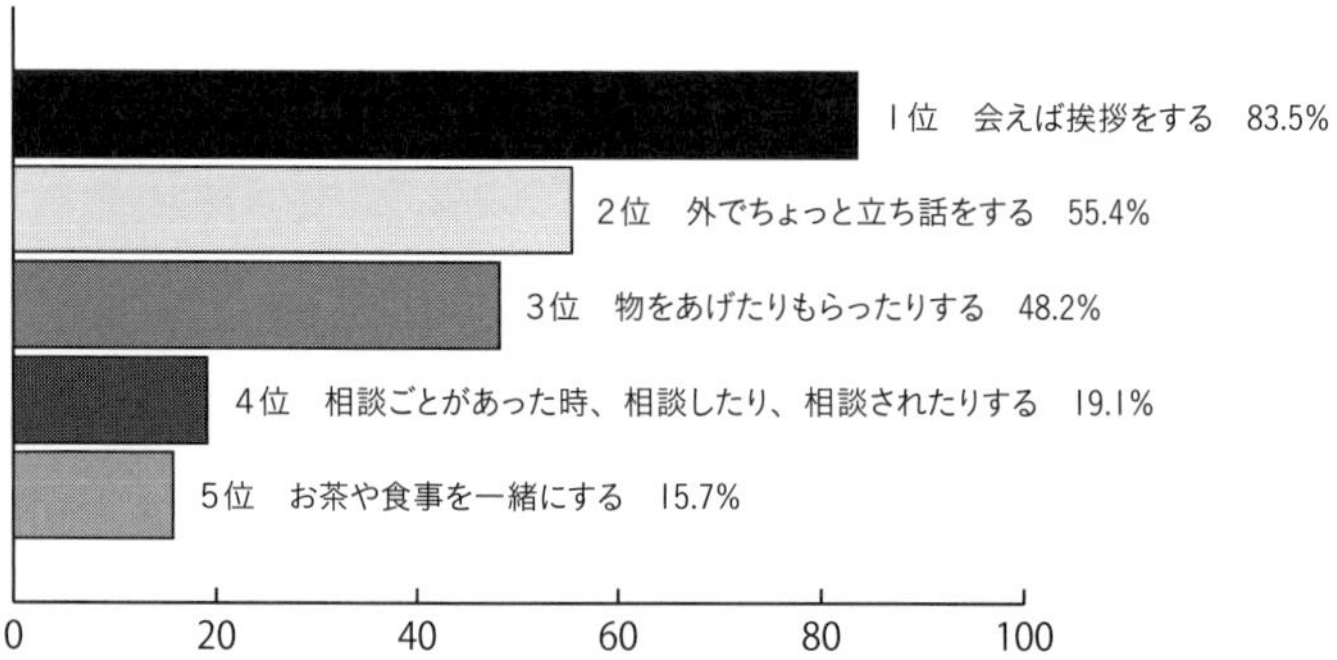

出所：内閣府

調査対象は全国の60歳以上の男女合わせて4000人で、これまでに長く従事した仕事は、自営の農林水産業、自営の商工サービス業、会社または団体の役員、フルタイムの被雇用者、パートタイム・臨時の被雇用者、専業主婦・主夫などさまざまです。調査結果は全国のアンケートをまとめたものであり、地方よりも都市部のほうが近所づきあいは少なく、また、現役世代の近所づきあいは調査結果よりも希薄であると考えられます。

この調査結果は、近所づきあいにおいては「会えば挨拶をする」ことが何より大切であることを示しています。ご近所トラブルを防ぐために挨拶をするということは、日本社会で受け継がれてきており、それを高齢者の83・5％が実践しているのは、まさに高齢者の知恵なのです。

住宅を購入するなどして定住を決意したら、うまく近所づきあいができないと生涯にわたるストレスの種になります。仮に印象の良くない人だとしても、ご近所の人に会ったら自分から「笑顔」で挨拶しましょう。

笑顔は「承認」のサインです。笑顔で接すると、心理的距離は縮まります。笑顔を見せることや、笑顔を見せてくれた人に「承認された」と感じることは、ヒトの脳が獲得した能力です。

脳内に住む人と思考する

人間だけが獲得した能力の1つに、「自分以外の存在を脳内に存在させる」というものがあります。たとえば、「こんなとき、父ならこういうだろう」と考える場合、脳内には父の存在があります。これができるのはヒトだけです。

心から尊敬できる人がいたら、脳内に住んでもらいましょう。どのように行動するかを迷ったときや、問題への対処法が見つからないときなどは、脳内の「尊敬できる人」が解決へと導いてくれることがあります。

A　20万円のスーツを仕立てる
B　3万円の吊るしのスーツを買う

着心地はいいし、長く使えるけれど、出費はかさむAと、値段は手頃だけれど、個性が感じられないB。このような二者択一は、同じ値段のスーツを色で選ぶ場合と違い、迷いが生じるものです。それはAとBが異なる価値観による選択肢となっているからで、色のように好み（感覚）では決められません。AかBかの選択を誤らないためには理屈（思考）が必要です。

こうしたケースでなかなか判断がつかないときは、脳内に住む「尊敬できる人」に登場してもらいましょう。

あの先輩なら、どちらを選ぶだろう。

脳内の仮想住人と共に思考する

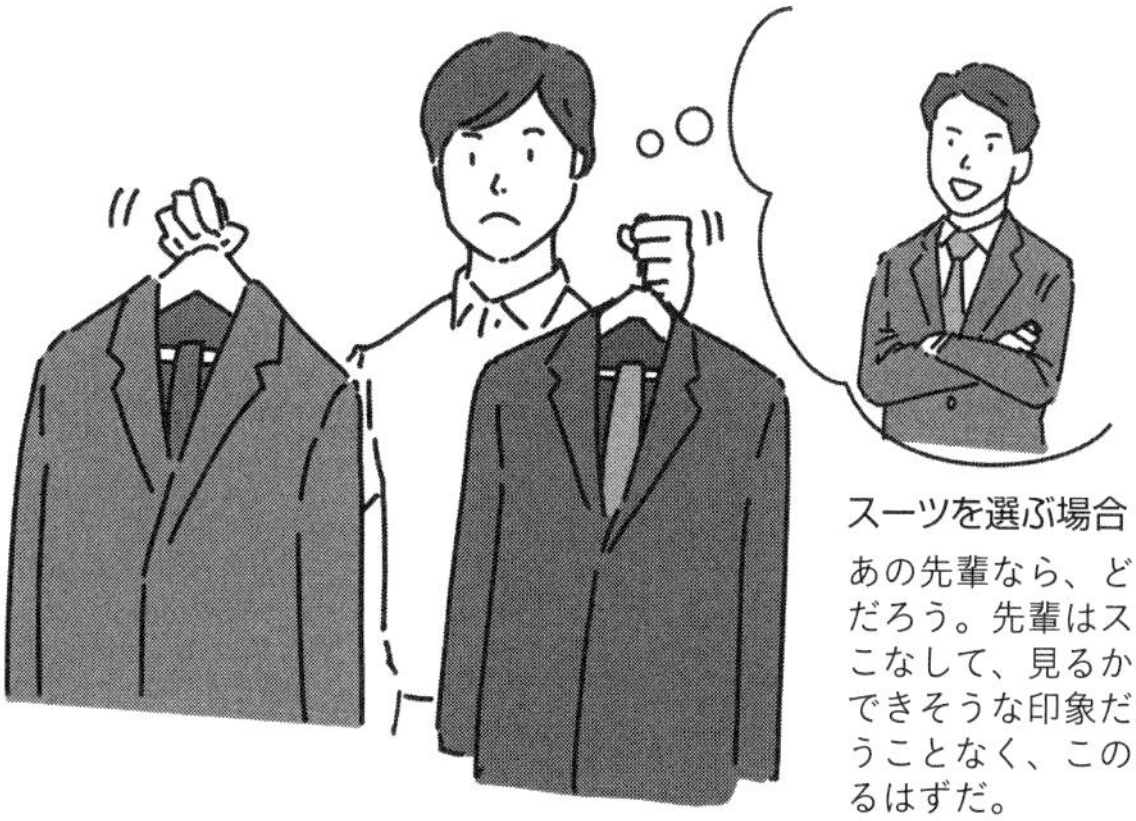

スーツを選ぶ場合
あの先輩なら、どちらを選ぶだろう。先輩はスマートに着こなして、見るからに仕事ができそうな印象だ。先輩は迷うことなく、このスーツにするはずだ。

先輩はいつも体にフィットしたスーツを着ているな。

スマートに着こなして、見るからに仕事ができそうな印象だ。

先輩が取引先から信頼されるのは、そうした印象によるところもあるのだろう。

先輩は迷うことなくAにするはずだ。

このようにして脳内に住む「尊敬できる人」が登場すると、「感覚」ではなく、「思考」によって判断することができるのです。

この思考術は、転職をするかしないか、実家に住むか一人暮らしをするか、など、スーツ選びよりもずっと重いテーマでも用いることができます。もちろん、それは脳内に住むのが、心から尊敬できる人であることが大前提。歴史上の人物や名高い篤志家《とくしか》などは、いくら尊敬できても、脳内に住んでもらう対象にはなりません。実際に語り合うことのできる相手であってこそ、脳内にいるときであっても、指針を得ることができるのです。

ファミリーブレストのすすめ

アメリカの実業家で著作家のアレックス・F・オズボーンが1950年代に広めた「**ブレインストーミング**」は、個人だけでは思い浮かばないアイデアが提案され、また、チームのまとまりが良くなることから、多くの企業が活用しています。集団思考、集団発想法であり、「ブレスト」と略されることもあります。

ブレインストーミングには4つのルールがあります。

ルール1 **アイデアに対して批判・否定をしない**

ルール2 **突拍子もないアイデアを歓迎する**

ルール3　質より量を重視する

ルール4　アイデアをまとめる

会議に参加する人が役職や立場から離れて、自由闊達にアイデアを述べることにより、より良い結論を見出すブレインストーミングは、実は家庭でも有効です。
両親と子2人の家族旅行が計画されるときは、次のような図式が多いでしょう。

父親　「今年の夏休みはオートキャンプだぞ」
子どもたち　「わーい!」
母親　子どもたちをニコニコ見守る

夏休みの家族旅行を議題に、親子4人でブレインストーミングをするとどのような展開があるでしょうか。

子A　「ボクはアフリカに行きたい」

父親　「どうしてかな？」
子Ａ　「ライオンを見てみたい」
母親　「Ａくんはライオンが好きなんだ？」
子Ａ　「うん。ゾウもシマウマも好きだよ」
子Ｂ　「私は世界遺産の萩城下町に行ってみたい」
母親　「なぜ？」
子Ｂ　「日本史の授業に出てきた吉田松陰に興味があるの」
父親　「みんな、今年は山口県に行くのはどうだろう」
子Ｂ　「うれしいな」
父親　「秋吉台のサファリランドにはライオンもいるよ」
子Ａ　「やったあ！」
母親　「下関でフグも食べましょう」

家族がアイデアを出し合って行き先を決める旅行は、それぞれの目的意識があり、思い出深いものになるでしょう。

父親あるいは母親が家族旅行の行き先を決めるような役割分担は、一般的に多くの家庭で行われています。しかし、役割分担を固定化しないことによるメリットは大きいと考えられます。

妻が料理をして、妻の負担を軽くするために、食後は夫が食器を洗う。このような役割分担をしている家庭は多く、一方的に家事を押しつける場合よりも好ましいと思われますが、これは役割分担の理想型なのでしょうか。

たしかに、食事における家事を、料理と食器洗いに分けて役割分担するなら、料理することに慣れている妻（あるいは夫）が料理を担当し、夫（あるいは妻）が食器洗いをしたほうが効率的です。しかし、時間に余裕のあるときは、料理に慣れていない側が料理をしてもいいのです。慣れないことに取り組み、やり遂げようとすると、脳は活性化します。そして、最初は戸惑っていたことも、続けているうちに慣れてくると、脳は幸せを感じます。

定年退職がきっかけとなり、気分が落ち込む、眠れないといった症状が現れる「退職うつ」は、退職による環境の激変が原因といわれます。そうであるなら、家族の役割分担を固定化しないことは、退職うつの予防策になると考えられます。

自分の役割を決めるのは幸福感

社会は、機能解剖学的にはほとんど同じ脳を持つ私たちに**「役割の分化」**を強制するシステムです。「役割の分化」を強制する社会において、充実感に満ちた、幸せな人生を送るには、「自分が収まれる役割」を見つけて、そこに収まることです。自分の適性を見定めて、適性に合った職業なり、家庭内での役割を見つけるのがいいのでしょうが、自分の適性を知ることは簡単ではありません。

そのことを理解したうえで、私は読者の皆さんに、「極めて有効性の高いヒント」を提示することができます。

この本もいよいよ大団円を迎えました。第1章から述べてきたいろいろな学説、理論、知見はここに帰結します。

職業選択の岐路に立ったときや、現在いる場所が自分のいるべき場所なのか迷いが生じたときは、その職業なり、役割が、自分の**「ワニの脳の幸せ」「ウマの脳の幸せ」「サルの脳の幸せ」「ヒトの脳の幸せ」**を満たし得るかを、優先して考えましょう。

ワニの脳の幸せは、食べることと子孫を残すことで感じることができます。職業であれば、食べていけるだけの収入を得ることが不可欠です。専業主婦や主夫であるには、家庭に食べていけるだけの収入があることが前提となります。

結婚をして、子どもが生まれるとしたら、もちろん、家族が食べていく収入を確保しなくてはなりません。

ウマの脳の幸せは、仲間といる安心によって感じられます。会社の上司や同僚、部下といて安心が感じられるなら、条件を満たしています。

家庭は、ウマの脳の幸せを感じられる場所であることが必須です。家庭はあるもの、そうでないなら、ウマの脳の幸せを得られる場になるよう、努めましょう。

サルの脳の幸せは、ヒエラルキーのある社会で、縦のラインの一貫性がもたらす幸せです。会社組織に「自分が収まれる役割」があり、それに満足できれば、サルの脳は幸せです。自分の役職や地位に不満があれば、なかなか幸せは得られません。

家庭においても、自分が家族の一員として必要な存在であると実感できれば、サルの脳は幸せを感じます。

ヒトの脳の幸せは、展望通りに物事が進んだときに得られる幸福感や、思考を重ねて結論が得られたときに感じる幸福感です。自分が所属する会社の将来性が確固たるものであれば、ヒトの脳は幸せを感じます。

家庭であれば、自分を含めた家族が日々成長していれば、素晴らしい未来をイメージできるのですから、ヒトの脳は幸せを感じます。そして、展望した通りの未来が訪れたとき、至福を手にするのです。

むすびに

成功しなければ幸せになれない。

よくいわれるフレーズであり、信じている人も多いと思われますが、現代の脳科学や心理学では、「間違っている」ことが証明されています。

率直にいって私は、「成功しなければ幸せになれない」という考え方を流布している人は、世の中を悪くしていると思っています。

成功＝幸せ。経済的な豊かさは人生において重要だ。

このような論調が、日本人の自己肯定感を低下させているのです。

どういうことかというと、成功を語るうえで外せないのが、欲しいものを得たときに分泌される脳内物質のドーパミンです。

成功しなければ幸せになれないと考える人が、頑張って頑張って頑張って、成功したとしましょう。すると、欲しいものを得たので、脳内にドーパミンが放出されます。

ところが、ここで問題が生じます。

ドーパミンには「ドーパミン強化学習サイクル」という非常に力強いシステムが脳内で働いています。一度、ドーパミンが分泌されると、脳は再び幸福感を得たいため、またドーパミンを分泌しろと要求します。

10のドーパミンで幸福感を得た経験があると、次回は10では幸福感を得られません。11、12のドーパミンを要求します。これが「強化学習」です。「ドーパミン強化学習サイクル」が回り始めると、いままでよりも強い刺激でなければ、ドーパミンは分泌されず、脳は満足しないのです。

アルコール、薬物、ギャンブル……。回り始めたドーパミン強化学習サイクルの行き着く先は依存症です。依存症は、際限のない欲求の嵐です。

頑張って頑張って頑張って成功し、ドーパミンを分泌した脳も、それでは満足できません。次なる成功という目標を目指して、頑張って頑張って頑張って頑張って成功したとしても同じことです。

つまり、「成功しなければ幸せになれない」と考えて成功を追い求めている人は、心理構造上、幸せのハードルが際限なく高くなるのです。

もう1つ。「成功しなければ幸せになれない」と考える人は、その時点では「成功していない」のです。ということは、「不足」でスタートするのです。

脳科学・心理学において定説となっているのは、「感謝こそ最強の脳トレ」ということです。ところが、不足していたら「感謝」はできません。

この本を読んでくださった皆さんは、どうすればいいのか、正解をわかっていることでしょう。絶対評価で自分を捉えて、あるがままのレベルを受け入れるといいのです。自分の存在を認めることで、幸福感は得られます。

私たちは、脳を「使う」ことによって、幸せを感じることができます。

19世紀のアメリカ、マサチューセッツ州に生きた作家・思想家・博物学者であるヘンリー・デイヴィッド・ソローの「日記」の記述で本書を締めたいと思います。

――人間は自己の幸福の工匠である。

増田勝利

2023年3月

参考文献

『年をとるほど賢くなる「脳」の習慣』バーバラ・ストローチ　日本実業出版社
『心理学者・脳科学者が子育てでしていること』杉山崇　主婦の友社
『利己的な遺伝子』リチャード・ドーキンス　紀伊國屋書店
『ニュートン別冊　脳と心』ニュートンプレス
『幸せな選択、不幸な選択』ポール・ドーラン　早川書房

■ 著者

増田 勝利　Katsutoshi Masuda

ブレインカウンセラー
可能性教育グループ代表、可能性アカデミー学長
1978年9月4日生まれ。愛知県名古屋市出身。脳科学・心理学をベースにしつつ、自身の経験に基づき『可能性教育』を体系立て、独自の心理術の集大成である『脳大成理論』を構築。
18歳の時に自身の運転による交通事故で友人が死去。自責の念にかられたことがキッカケでカウンセリングを受け、それを克服。以降、2年間は化粧品・健康食品メーカーにて美容健康産業に携わり、医療・美容を学習する。退社後、約15年間研修会社に勤務し独学にて心理学を中心に他分野の学問を学び、カウンセラーとして活動。カウンセリング実績はのべ3万人を超える。また教育事業の経営と全国各地での講演・研修・企業コンサルティングを行い、講演会・研修の開催回数は3,000回を超え、全国で行った各分野での講演活動はたちまち高い評価を受けた。講演・研修の満足度は97％を誇る。主な著書に『脳内麻薬で成功中毒』(冬至書房)、『悩みをパワーに変える技術』(幻冬舎メディアコンサルティング) などがある。

■ 監修者

嶋田総太郎

博士（工学）
1996年、慶應義塾大学理工学部電気工学科卒業。1998年、慶應義塾大学大学院理工学研究科計算機科学専攻前期博士課程修了。2001年、同後期博士課程修了。2001年、科学技術振興事業団研究員。2003年、東京大学COE「心とことば」特任研究員。2004年、日本学術振興会特別研究員。2006年、明治大学理工学部専任講師。2010年、明治大学理工学部准教授。2015年、明治大学理工学部教授となる。

増尾好則

博士（医学）
1983年、東邦大学理学部生物学科卒業。1986年、筑波大学大学院医科学研究科神経生化・薬理学専攻修士課程修了、医科学修士。1990年、パリ第6大学大学院神経科学専攻博士課程修了 Ph.D. in Neurosciences（パリ第6大学）。1994年、東京大学にて博士（医学）。武田薬品工業株式会社研究職、新エネルギー・産業技術総合開発機構（NEDO）フェロー、国立研究開発法人産業技術総合研究所（産総研）ヒューマンストレスシグナル研究センター・健康工学研究センターで精神ストレス研究チーム長などを経て、2010年より東邦大学理学部教授。2022年定年退職。一般社団法人ブレインアナリスト協会・学術顧問。

杉山崇

心理学者。臨床心理士、一級キャリア・コンサルティング技能士。神奈川大学人間科学部教授。うつ病、恋愛、人間関係、子育て、教育、キャリア開発、労働問題、犯罪心理、心理経済，サッカーと守備範囲が広く、解説記事には定評がある。公的な委員も務め、心理学だけでなく社会学、人類学、マーケティング、児童学、家族学、犯罪学、進化学、認知神経科学などにも造詣が深い。主な著書に『ウルトラ不倫学』（主婦の友社)、『グズほどなぜか忙しい！』（ゴマブックス）など多数。『ホンマでっか!? TV』(フジテレビ) などテレビ出演も多数。

編集協力	浅羽晃
装丁・本文デザイン	柿沼みさと
図版・イラスト	岡本倫幸
DTP	キャップス
協力	可能性教育グループ

ブレイン・マッピング
最新科学が導く正しい脳の使い方

2023年3月31日　初版第1刷発行

著　者　増田勝利
発行者　小宮英行
発行所　株式会社 徳間書店
〒141-8202
東京都品川区上大崎3-1-1 目黒セントラルスクエア
電話　【編集】03-5403-4350【販売】049-293-5521
振替　00140-0-44392
印刷・製本　大日本印刷株式会社

ISBN978-4-19-865604-1